Dr. Ralph Bircher
Heraus aus dem Labyrinth der Ungesundheit

Geheimarchiv der Ernährungslehre

Dr. Ralph Bircher

Heraus aus dem Labyrinth der Ungesundheit

Geheimarchiv der Ernährungslehre

Wissenswertes
und Wissenswichtiges

Edition Wendepunkt

Bircher-Benner Verlag
Bad Homburg v.d.H.

Vom Setzen des Segels

One ship sails East	Ein Schiff fährt nach Ost
And one sails West	Und eines nach West
By the self-same breeze	Bei demselben Winde
That blows	Der da bläst,
It's the set of the sails	Ist's das Setzen des Segels
And not the gales,	Und nicht, welcher Wind weht,
That governs	Was bestimmt,
Where each ship goes.	Wohin das Schiff geht.

11. Auflage 2007
Bircher-Benner Verlag GmbH Bad Homburg v.d.H.
© by Bircher-Benner Verlag GmbH Bad Homburg v.d.H.
Alle Rechte, auch die des auszugsweisen Nachdrucks,
der fotomechanischen Wiedergabe, der Übertragung in
Bildstreifen und der Übersetzung vorbehalten.

Die Ratschläge in diesem Buch sind von den Autoren
und vom Verlag sorgfältig erwogen und geprüft,
dennoch kann eine Garantie nicht übernommen werden.
Eine Haftung der Autoren bzw. des Verlages
für Personen-, Sach- und Vermögensschaden
ist ausgeschlossen.

Gesamtherstellung: Druckerei Neubert, Bayreuth

Heraus aus dem Labyrinth der Ungesundheit

Gesundheit – was ist das? – wie erkennt man sie? – wo findet man sie? Diese Frage ist heute brennend geworden, brennender wohl als je. Denn trotz phänomenaler Fortschritte in Forschung, Medizin, Schulung und Technik der Krankheitsbekämpfung stehen wir vor allseitiger Klage über einen drohenden Zusammenbruch des «Gesundheitswesens», so wie es gemeinhin verstanden wird.

Der gesunde Menschenverstand sagt uns zwar, daß Gesundheit sicherlich zum Allerpositivsten gehört, was man sich denken kann. Fülle und Erfüllung des Lebens. Aber in praxi stehen wir vor einer paradoxen Situation. Nach einer maßgebenden Prominenz – *Prof. Bauer* – ist «Medizin entweder naturwissenschaftlich, oder sie ist nicht», nach einer anderen – *Prof. Rothschuh* in seiner «Theorie des Organismus» – ist Gesundheit mit naturwissenschaftlichen Methoden grundsätzlich nicht faßbar, und nach einer dritten – *Prof. V. v. Weizsäcker* – können wir mit unseren derzeit angewandten Methoden dem Wesen des Lebens und der Gesundheit nicht näher kommen als ein Bergwerk dem Mittelpunkt der Erde.

Es bedarf also vor allem einer Ausweitung der Wissenschaft über die analytisch-messenden und statistischen Methoden der Naturwissenschaft hinaus, eine neue, umfassendere Wissenschaftlichkeit, die aber ähnlich zuverlässige Ergebnisse ermöglichen muß. Sonst bleibt unser «Gesundheitswesen» in seiner fatalen Sackgasse.

Schon Nietzsche rief nach einer anderen, positiven Gesundheitslehre, und seit drei Generationen suchen namhafte Ärzte, Denker und Erzieher nach einer entsprechenden Ausweitung der Wissenschaft über das rein naturwissenschaftliche, analytisch-messende hinaus und haben auch da und dort neue Methoden mit verlässlichen Ergebnissen erarbeitet. Seit Jahrzehnten auch haben immer wieder höchste Fachgremien die positive und nicht nur als Fehlen krankhafter Störungen verstandene Gesundheit als Ziel der Forschung gefordert und den Ausdruck «sturmfeste Gesundheit» (buoyant health) geprägt. Eine Anzahl neuartiger Methoden und Ergebnisse sind in angesehensten Fachorganen erschienen. Aber das Zeitbewußtsein hat sie seltsamerweise nicht zur Kenntnis genommen, weder fortgeführt noch widerlegt. Sie paßten anscheinend nicht ins Konzept und sind ungeprüft und unwiderlegt jeweils im «Geheimarchiv der Gesundheitslehre» verschwunden. Fachbücher und Enzyklopädien ignorieren sie und man stößt immer wieder auf Persönlichkeiten, die daran zwar auf's Höchste interessiert sind oder sein müßten, die aber von diesen bahnbrechenden Arbeiten und Ergebnissen nichts, oder so gut wie nichts kennen. Diese Unkenntnis und Verdrängungstendenz hat seit den fünfziger Jahren sogar noch zugenommen.

Nun sind diese Arbeiten und Ergebnisse aber nicht wirklich verloren. Man muß sie nicht zusammensuchen aus der unübersehbaren Fachliteratur, sondern es gibt ein Organ, das sich seit langer Zeit speziell der Aufgabe gewidmet hat, sie laufend weltweit zusammenzusuchen, soweit das immer möglich war, sie kritisch wägend und vergleichend zu sammeln und zu berichten: «*Der Wendepunkt*», stets eingedenk der Mahnung von *André Gide:* «Zweifelt an jenen, die die Wahrheit haben, glaubt jenen, die sie suchen!».

Denn hier, wenn irgendwo, erhebt sich die Frage der Zuständigkeit. Wo es um Gesundheit in diesem Sinne, um Lebensqualität geht, werden ja alle Fach-Experten zu Laien, ob es sich um körperliche, seelische, geistige oder soziale Gesundheit handle. Mit dem Anwachsen der Wissensgebirge ins Ungeheure, Unübersehbare, der Informationsflut ins Unschluckbare, mit der Apparate- und Wirtschaftsabhängigkeit der Forschung und der immer größeren Einengung des Wissens in Spezialistensparten, scheint es kaum mehr möglich geworden zu sein, die Zusammenhänge und Ganzheitgestalten, die das Leben bietet, zu erfassen. Übrig bleibt nur einerseits höchste Achtung vor allen echten Forscherleistungen und andererseits ein Bekenntnis: Wir sind heute alle Laien, wenn es um Derartiges geht. Qualifizierung verlangt hier, bei grundsätzlicher Bescheidenheit und Offenheit, die Schärfung und Verfeinerung des Sinnes für die Hintergründe aller Informationen, soweit dies menschenmöglich ist, und den Versuch, gegensätzliche Tendenzen in ihrem Wesen und ihren Auswirkungen bis in ihre Extreme zu verfolgen und durchzudenken, um durch die dadurch gewonnene Weitung des Blickfeldes die fruchtbaren Ansatzpunkte und Suchrichtungen zu finden.

Nehmen wir als Beispiel die Zusammenhänge zwischen Ernährung und Gesundheit. Naturwissenschaftlich analytische und statistische Methoden bis hin zu Blindversuchen und zur Anwendung modernster Apparaturen und Methoden sind zweifellos von hohem Wert. Wichtiger aber noch ist, was vorausgeht: die Fragestellung, und das, was folgt, die Auswertung. Beides entzieht sich aber völlig der naturwissenschaftlichen Methodik. Fruchtbarste Fragestellungen ergeben sich zum Beispiel aus der Geographie und Geschichte der Ernährung; aber dieses Gebiet ist der Fachwelt so gut wie unbekannt. Einschlägige Werke und Veröffentlichungen wertvoller Untersuchungen sind zwar in nicht geringer Zahl vorhanden, aber weder genügend kritisch gesichtet noch verwertet worden. Es gilt, sie aus dem «Geheimarchiv» zu ziehen und weiterem Forschen zugrunde zu legen. Und sowohl bei den Fragestellungen wie bei den Auswertungen spielt auch die wirtschaftliche Lage eine oft entscheidende Rolle, die es zu erkennen und zu beachten gilt. Um sich davon Rechenschaft zu geben, braucht man nur die Fachliteratur der Not- und Rationierungszeiten und jene der Überflußzeiten zu vergleichen. Insbesondere aber ist zu bedenken, daß nicht nur größte naturwissenschaftliche Genauigkeit, sondern auch kritische Fragestellung und kluge Auswertung erst dann ihren vollen Wert gewinnen können, wenn zuvor der Begriff «Gesundheit» geklärt ist, insofern die echte, die positive, die sturmfeste Gesundheit in ihrem Wesen und ihren Entstehungsmöglichkeiten erkannt worden ist.

In diesem Sinne ist, wie erwähnt, im «Wendepunkt» alles fortlaufend aus den Fachliteraturen gesammelt und kritisch sichtend zu berichten gesucht worden, insbesondere seit Mitte der dreißiger Jahre, als das Interesse dafür angesichts der Wirtschaftslage in der Fachwelt einem Höhepunkt entgegenging, aber auch in allen folgenden Jahrzehnten und insbesondere seit der neuen Wendung im Zeitgeist der letzten 10–20 Jahre. Ich widmete alle verfügbare Zeit dieser Aufgabe in Verbindung mit Ärzten und Fachleuten verschiedener Gebiete. Da die Ergebnisse dieser Arbeit aber in vielen Jahrgängen enthalten und somit nicht leicht zugänglich und auffindbar sind, werden sie hier, soweit von zeitloser Bedeutung und von Zukunftswert, in einer Reihe handlicher kleiner Bände geordnet zur Verfügung gestellt.

Dr. Ralph Bircher

Inhaltsverzeichnis

Vorbemerkung 11
«Der Arzt ist nun im Begriff...» 13
«Es gibt keine Alterskrankheiten» 17
«Verschafft uns eine Ernährungswissenschaft!» 19
«Ursachen unbekannt» 26
Der große Fastenmarsch 30
«Wandelnde Leguminosen» 40
«Eine gute Speise, fast wie Fleisch» 44
Wieviel Nahrung braucht der Mensch? 49
Die Rohkostforschung von Eppinger und Kaunitz 52
Längst fällige Neuprüfung der Naturheilkunde 59
Die Verdauungs-Leukozytose 63
Die Tarahumara 67
Vollgesundheit bei «Hungerkost» 71
Größte Lebensleistung mit geringster Nahrungsmenge 76
Knappe Kost – langes Leben 80
Größter Milchertrag bei knappster Fütterung! 82
Prof. Eimers Rohkost-Sportstudenten 84
Hindhede 87
Das Chittenden-Experiment 93
Die Ergebnisse von Osaka 96
Goms 100
Vorkriegs-China 107
Die Bantu-Untersuchung 113
Die JAVA-Untersuchungen 116
Mexiko – «Dreierlei Hunger» 119
Wie die Wikinger sich ernährten 123
Eskimoernährung und -gesundheit 126
Jersey 138
Portonico 140
Der Eiweißminimum-Versuch Rhyn-Abelin 143
Sachregister 147

Vorbemerkung

Es gibt in der Ernährungsfrage ein verborgenes Wissen. Es ist zu verschiedenen Zeiten in mehr oder weniger renommierten Fachschriften als Ergebnis fachgemäßer und, soweit erkennbar, sorgfältigster Untersuchungen zwar veröffentlicht worden, aber es paßte anscheinend nicht ins Konzept, wurde nicht zur Kenntnis genommen, auch nicht widerlegt, einfach schubladisiert. Fachbücher, Lehrpläne, Lehrbücher wissen nichts davon. So ging es auch mit Erklärungen von Weltgremien über gesundheitsschaffende Ernährung.

Wir sind dem im «Wendepunkt» allezeit nachgegangen, nach Möglichkeit, und haben es kritisch gesichtet und berichtet, die Quellen zitierend. Neuestens ist vieles davon besonders aktuell geworden. «Das sollte man zur Hand haben. Bringen Sie das zeitlos Wichtige doch gesammelt heraus, damit es greifbar zur Hand ist», wird uns von manchen Seiten nahegelegt. Das liegt nun hier vor. Es war keine kleine Arbeit. Alles war zu überprüfen und zu ordnen. Auf die Originale zurückzugreifen war mangels Helfern nicht immer möglich. Gegebenenfalls kann der Leser dies anhand der Referenzen selbst tun. Sollte irgendwo wider Erwarten ein kleiner Sachfehler unterlaufen sein, so sind wir für jede Berichtigung dankbar.

Es ist zu hoffen, daß diese Sammlung all jenen, die sich um eine gesundheitschaffende Ernährung bemühen, besondere Dienste leisten wird.

«Der Arzt ist nun im Begriff ...»

Am 31. März (das Jahr sei zunächst verheimlicht) berichtete die Londoner «Time» über ein Treffen führender Ärzte aus allen Erdteilen in New York anläßlich der Hundertjahrfeier der New Yorker Akademie der Medizin. Thema war: Wie dem Elend zu steuern sei, das die Politiker und die Wirtschafter über die Welt gebracht haben.

Henry E. Sigerist, führend in Medizingeschichte und in der Ergründung der Zusammenhänge zwischen Zivilisation und Krankheit, Professor an der Johns Hopkins University, beschloß die Versammlung mit der aufatmenden Feststellung: «Der Arzt ist nun im Begriff, der Ratgeber des Staatsmannes zu werden.» Prof. John A. Ryle, Universität Oxford, erklärte: «Während dreißig Jahren meines Lebens habe ich nun beobachtet, wie die Krankheiten immer gründlicher – wenn auch nicht sinnvoller – mit immer stärkeren Mikroskopen studiert werden, aber es ist höchste Zeit, vom Mikroskop auf das Teleskop umzustellen und den Menschen als Ganzes und als Teil der Familie und größerer sozialer Gruppen zu sehen in seiner engen Verbundenheit von Gesundheit und Krankheit mit den Lebens- und Arbeitsbedingungen der Umwelt. Die Ärzte sollten einmal einige unerforschte Fragen zu beantworten versuchen: Was macht gesunde Menschen gesund? Warum haben die früher seltenen Magen- und Zwölffingerdarm-Geschwüre in diesem Jahrhundert derart überhand genommen? Warum ging während des Krieges die Häufigkeit der Fehlgeburten und jene der Tuberkulose so scharf zurück? Warum sterben Ärzte zwölfmal häufiger an Angina pectoris als Landleute?»

Lord Horder, der Londoner Kliniker: «Solange Millionen von Heringen wieder ins Meer geworfen werden, nachdem man sie gefangen hat, und solange Überschußmilch für Industriezwecke zu einem Drittel ihres Wertes auf dem Nahrungsmarkt verkauft wird, kann ich dem Schluß nicht ausweichen, daß wir die Ernährungsfrage nicht lösen werden, wenn wir nicht auch die schwere Aufgabe an die Hand nehmen, die Nahrungserzeugung und besonders auch die Nahrungsverteilung zu organisieren ... Die Medizin muß für eine gesunde Leitung des Staates die Vorschriften geben und die Politiker führen ... Es ist eine Pflicht der Ärzte, den Arbeiter gegen Übermüdung, Abstumpfung und Berufsunfälle zu schützen ... Die Arbeit des Arztes wird künftig immer mehr die eines Erziehers und immer weniger die eines Krankheitsbehandlers sein ... er wird seine Zeit mehr mit der Gesunderhaltung der Leistungsfähigen als mit der Reparatur der Invaliden verbringen.»

Prof. Dean A. Clark, New York, machte besonders auf die oft entscheidend ursächliche Bedeutung der Eheverhältnisse, der Not der in der Tretmühle des Haushalts gefangenen Frau und des in seinem Beruf bedrängten Mannes, der in Familie und Schule gequälten Kinder für die Entstehung vieler schwerer Erkrankungen aufmerksam.

Und nun das Jahr: es war 1947! Vor mehr als dreißig Jahren. Wie gut haben sie das Kommende vorausgesehen! Wie unerhört haben ihre Worte gewirkt! Wie aktuell, aktueller als je ist jedes dieser Worte jetzt und heute!

Oder auch, was Prof. E. M. Bluestone, Direktor des New Yorker Montefiore Hospitals im «Journal of the American Medical Association» (JAMA) am 12. April desselben Jahre 1947 schrieb:

«Wir sahen am Beispiel der New Yorker Sterblichkeitsstatistik (Sept. 1945), daß auf der einen Seite viele Erregerkrankheiten dank der neuesten Errungenschaften der Medizin kaum mehr zum Tode führen, daß aber andererseits sogenannte Degenerativkrankheiten trotz aller Bekämpfung einen geradezu alarmierenden Anstieg der Sterblichkeitsziffern aufweisen (Diabetes 65 % seit 1930 trotz verbesserter Insulintherapie). Sprechen wir lieber von «long term diseases», da wir noch nicht wissen, was für Abwehrfaktoren die einen Menschen vor diesen Krankheiten schützen, die andern aber nicht. Langwierige Erkrankung ragt unter den ungelösten Problemen der Menschheit hervor und es gibt außer dem totalen Krieg nichts, was über die folgenreiche Tragweite und die Verwüstungen hinausginge, die mit langwierigen Krankheiten verbunden sind; denn diese gehören zu den gemeinsten Feinden des Menschen und es gibt auf der Welt wenig Dinge, die ihn dermaßen erniedrigen, deprimieren und demoralisieren oder ihn mehr von Verwandten und Freunden abhängig machen als langwieriges Leiden, das das Leben heimsucht und nicht nur dem Körper, sondern auch der Seele die Lebenskraft aussaugt. Langwierige Krankheit ist der gefährlichste Gegner sozialen Fortschritts und ist im Morden und Verkrüppeln durch ihr allmähliches und unerbittliches Wirken oft überaus grausam. «Es gibt kaum einen Menschen, dem die elenden Folgen solcher Leiden in der engsten eigenen Lebenssphäre erspart geblieben sind; aber es ist nötig, im Angesicht dieses bösartigen Entartungsproblems endlich zur Tat zu gelangen. Denn löst man es nicht, so wird als geringstes Zeichen der Buße einst nur das Brüten über eine verlorene Vergangenheit übrig bleiben. Für den Arzt handelt es sich um ein Versagen der vorbeugenden Medizin, das sich in statistisch überwältigenden Zahlen ausdrückt. Wenn dieser hartnäckige Feind nicht vom Erdboden verschwindet, ist der Sieg für die Menschheit nie vollständig. Es ist paradox: Die medizinische Wissenschaft hat mit ihren neusten Errungenschaften – Chemotherapie,

Antibiotika, Anwendung von Blut und Blutfraktionen – zwar die Bedrohung der Menschheit durch kurzfristige Krankheit auf ein Minimum herabgedrückt, gleichzeitig aber jene durch langfristige Krankheit auf ein Maximum gesteigert, und diese letztere steht heute umso unverhüllter, gefährlicher vor uns.»

Welcher Mut spricht aus diesen Worten des großen Mediziners vor dem Gorgonenhaupt, das sich damals erhoben hatte und seither ins kaum mehr Ermeßliche gewachsen ist, angesichts des Riegels, der den Zugang verschließt zu den einfachen Ordnungsgesetzen des Lebens und der Ernährung, in denen die wirklichen «Immunitätsfaktoren» gegen die langwierigen Degenerativkrankheiten liegen!

Wir brauchten ein Kollegium weiser Erzieher mit Befugnissen, die der Politik und der Wirtschaft übergeordnet sind, erklärte *Philipp Emanuel von Fellenberg*, der das Vorbild zu Goethes Erziehungsprovinz schuf, und *Prof. K. v. Neergaard*, Inbegriff jener Zeit, in der die Zürcher Hochschulen im Gebiet des Gesundheits- und Hygienewesens in unserem Blickfeld hervorragten, sah anno 1946 den Schwerpunkt des Zeitalters, das mit dem 20. Jahrhundert begonnen hatte, im Zeichen des Erzieher-Arzt-Weisen. *Prof. Pierre Delore* vom Französischen Gesundheitsministerium[1], sah ebenfalls die Notwendigkeit eines kommenden Rates von Arztweisen voraus, der mit Autorität und stabilen Befugnissen ausgestattet sein müßte, die über jene der Politiker und Wirtschafter hinausgehen müßten. Ein hoher Sinn für menschliche Werte und deren Rangfolge müßte in ihm zum Ausdruck kommen. Seine Mitglieder müßten die Notwendigkeiten der Volksgesundung und die Möglichkeiten der Gesundheitsmedizin von Grund auf kennen, folgerichtig auf lange Sicht hin arbeiten mit klaren Leitideen, Initiative und Verwirklichungsmut, mit der Fähigkeit, die Menschen mit ihrem Geist zu erfüllen, sie zu fördern, zu kontrollieren, zusammenzuspannen unter Wahrung der Würde jedes Einzelnen, um Menschen an ihren richtigen Platz zu stellen, ihre Fähigkeiten zu entdecken, ihre Werte zu wecken und sie sich selbst entdecken zu lassen, um ihr Wissen und Können mit Hingabe für das Ganze einzusetzen.

Dieser Rat der Arztweisen hätte Vorsorge zu leisten für Lebensordnung und vorbeugend-aufbauende Medizin am Einzelnen und an den Gemeinschaften, um die Menschen zu einem glücklicheren, gehobenen Leben zu erheben, für Geburtenförderung im natürlichsten Sinne und Erziehung zur Persönlichkeitsentwicklung zu sorgen, für Freizeitgestaltung im Sinne der Fähigkeitenrundung unter Erkennung der echten Bedürfnisse, für Landesplanung und vor allem für gesunde Volksernährung.

Dieser Rat bedürfte zur Unterstützung eines Ärzteordens. Er hätte ständig die Gesundheit des Volkes im Auge zu behalten, mehr als die Krankheiten. Er müßte mit Mitteln reich dotiert sein und nicht mehr der arme Bruder sein wie die derzeitigen Gesundheitsministerien unter den andern, so daß die Produktionsmittel in seinen Dienst gestellt werden könnten, so wie jetzt in den Dienst des Wehrwesens.

Das alles am Ausgang des letzten Weltkrieges. Es kam anders – ganz anders; aber gewiß ist, daß in vielen Heutigen etwas wartet auf den Rat der Arztweisen und ihm dienen will.

[1] *«Introduction à la Médecine de l'Homme en Santé et de l'Homme malade», Paris.*

Szenenwechsel

An der Hoechster Pressekonferenz vom November 1977 berichtete *Elmar Schrinner* von der Hoechst AG den Szenenwechsel auf dem Gebiete der bakteriellen Mikroflora *(«Ars Medici»* 68, 4/1978, S. 175/6). Lange Zeit, von Semmelweis bis zur Einführung der Sulfonamide, beherrschten die *Streptokokken* die Lage in den Krankenhäusern nach Verletzungen und Operationen. Mit der Einführung der Sulfonamide und später des Penizillins entstand ein langsamer Wandel. Die Streptokokken wurden von den *Staphylokokken* abgelöst und ab 1959 sprach man vom Staphylokokken-Hospitalismus, der das Ausmaß einer weltweiten Pandemie angenommen hatte. Mit Hilfe semisynthetischer Penizilline konnte man dann die Staphylokokkengefahr bannen, aber das dauerte nicht lange. An die Stelle der grampositiven traten die gramnegativen Erreger. Gerade jetzt wieder wandle sich das Infektionsgeschehen und werde immer häufiger von Infektionen durch Erreger wie *Pseudomonas aeruginose* oder *Serratia marcesens* – bis vor kurzem Inbegriff eines unschuldigen Bakteriums – beherrscht, die jetzt aber auf einmal bösartig geworden sind.

«Die Probleme der Zukunft», faßte Schrinner zusammen, «liegen mehr beim chronischen Infekt und bei Infektionen, denen eine Immuninsuffizienz (Abwehrungenügen) oder ein anderes schweres Grundleiden zugrunde liegt. *Der ‹Problemkeim›* (also der Krankheitserreger, Red.) *ist keineswegs mehr das größte Problem, sondern es ist der in seiner Abwehrlage dauerhaft gestörte ‹Problempatient›.»*

Mit anderen Worten: Die Medizin sieht sich zurückverwiesen auf naturheilkundlichen Maßnahmen zur Stärkung, Wiedererweckung und Lenkung der körpereigenen Heilkräfte, auf die Zusammenarbeit mit dem «Inneren Arzt».

«Es gibt keine Alterskrankheiten»

Ein Dokument ersten Ranges

Im Journal der American Medical Association, also auf höchster Warte der Orthodoxie, erschien zum Auftakt des 84. Jahrganges am 6. April 1963 eine Klarstellung, die eigentlich, so möchte man annehmen, heute in jedem einschlägigen Lehrbuch am Anfang zu finden sein müßte, die aber seltsamerweise, soweit ersichtlich, völlig übergangen worden ist: *«A new concept of aging».*

Die Amerikanische Ärztegesellschaft hatte einen Ausschuß zum Studium der Alterskrankheiten geschaffen ein *«Committee on Geriatrics»,* und dieser Ausschuß wurde sich in seiner Eröffnungssitzung mit den Stimmen aller Beteiligten klar, daß sein Auftrag verfehlt war, indem es *«so etwas wie ‹Alterskrankheiten›, die spezifisch aus dem Älterwerden entstehen, überhaupt nicht gibt»*[1], denn alles, was man Alterskrankheiten nennt, komme ja in immer jüngeren Jahrgängen vor und werde neuerdings in wachsendem Ausmaß auch bei Kindern gefunden, während umgekehrt Greise zu finden sind, die keine Spur von Alterskrankheiten aufweisen.

Statt sich nun aufzulösen, was sich mangels Objekt aufdrängte, taufte sich das «Committee on Geriatrics» in ein *«Committee on Aging»,* einen Ausschuß für Altersprobleme um, und fand darin ein sinnreiches Ziel für seine Arbeit.

«Wir haben kein Recht anzunehmen», so drückte es sich aus, «daß die zitternde Hand, der schwankende Schritt, die körperlich-geistige Horizontverengung unvermeidlich seien. Wir haben die Hoffnung, daß wir nicht nur die Lebensdauer, sondern auch die Lebensfülle verlängern können durch eine Wandlung der Umweltbedingungen.»[2]

Damit erhob der echte, aber in der Zwischenzeit anscheinend völlig in Vergessenheit geratene positive Gesundheitsbegriff für einmal wieder und, wie es scheint, zum letzten Mal, sein Haupt über dem Eismeer des herrschenden Gesundheitsbegriffes, der in aller Welt von einem «Gesundheitswesen» handelt, das in Wirklichkeit «Krankheitswesen» heißen müßte und in unmöglichen Fachwörtern wie «Gesundheitsverbrauch» sich genug tut. Er hatte es schon einmal klar und mutig getan im Bulletin 109 des NRC (Nationaler Forschungsrat der USA) vom November 1943, also 20 Jahre vorher.

«Gesundheit ist gekennzeichnet durch einen typischen Grad von Fülle, der in sich schließt eine enorme Produktionsfähigkeit und reichliche Reserven an Abwehrkraft gegen Krankheit. Um des Heiles der Menschheit willen muß das Ziel der Gesundheit in Theorie und Praxis ausgerichtet werden auf die Schaffung von ‹buoyant health›, nicht nur von üblicher Gesundheit.»

Das Wort «buoyant» hat mit einer Ankerboje für Schiffe zu tun, und «buoyant health» dürfte sich am besten mit «obenaufschwingender, sturmfester» Gesundheit übersetzen lassen.

Leuchtkugeln der Erkenntnis! Sie vergingen in der Nacht. Weiterhin wurde und wird weltweit in der Annahme gehandelt, daß umso mehr Gesundheit herauskäme, je mehr Geld man in die Bekämpfung von Krankheit steckt.

[1] «At its first meeting the Committee nearly talked itself out of business. It immediately became obvious that there were no ‹diseases of the aged› specifically resulting from the passage of a certain number of years … The Committee found itself a ‹committee without a cause›.»

[2] «We have no right to assume that the shaky hand, the wobbly step, and narrowing of physical and mental horizons are inevitable. We have the hope of prolonging life and living by modifying environment.»

Die Sache mit den Spitalkosten

Die Spitalkosten seien im Begriff, unsere ganze Volkswirtschaft in Gefahr zu bringen, schrieb *Kantonsrat Prof. Dr. med. W. Heer* im «*Landboten*» (Winterthur) schon am 29.11.1973. «Im gleichen Zeitraum – in welchem der Lebenskostenindex um 12% anstieg – stiegen die Kosten pro Patiententag um 270%, die Personalkosten um 93%, die Zahl der Ärzte um 46%, jene des Personals um 27% und die Kosten der medizinischen Bedürfnisse sogar um 201%.» Dabei sei am Kantonsspital von 1966 bis 1972 die Zahl der Pflegetage um 18%, die der Betten um 12% und die durchschnittliche Belegung um 10% *gesunken!* Summa: geringere Leistung bei höheren Kosten und Aufblähung des Apparates. «Im Kantonsspital kommen auf 1,5 Betten ein Schwester und auf 2,6 Betten ein Arzt, während im Durchschnitt der bundesdeutschen Universitätskliniken auf 2,9 Betten eine Pflegerin und auf 6 Betten ein Arzt komme. Was den medizinischen Fortschritt betrifft, so sei er öfters nur äußerer Glanz, Luxus und Perfektion, ohne wirklichen Nutzen für den Kranken. Jeder Arzt wisse manches Beispiel dafür, daß der vermeintliche Fortschritt nichts als ein technischer Gag oder eine Propagandaentgleisung der Pharmaindustrie ist. Die 17 Sauerstoffüberdruckkammern, von denen jede 4760 Franken kostete, stünden heute im Keller. Zürich besitze im internationalen Vergleich eine ganz unverhältnismäßige Dichte an teuren Hochvolt-Bestrahlungsgeräten, pro Million Einwohner nämlich 11,4 Stockholm 6,6, London 4,6, Hamburg 3,3, Paris 2,7.

«Verschafft uns eine Ernährungswissenschaft!»

Von Prof. Dr. Roger I. Williams, University of Texas

1973

Dieser offene Brief an den Secretary of Health, Education and Welfare, also den Gesundheits- und Erziehungsminister der Vereinigten Staaten von Amerika, erschien u. a. im «National Health Federation Bulletin» vom Februar 1973 und stammt von einem der bekanntesten amerikanischen Ernährungsforscher, der sich vor allem auch um die Kenntnis der Variationsbreite innerhalb der menschlichen Anlage verdient gemacht hat.

Sehr geehrter Herr Staatssekretär!

Am 15. September 1972 schrieb ich Ihnen einen Brief, um Ihnen einiges zu sagen über die Probleme, die ich habe als einziges nichtmedizinisches Mitglied im Präsidenten-Beirat für Herzkrankheiten, in den ich dieses Frühjahr gewählt wurde. Sie leiteten diesen Brief an Prof. Dr. Theodore Cooper, Direktor des Herz- und Lungen-Instituts, weiter, von dem ich eine sehr freundliche, höfliche und im ganzen ermutigende Antwort erhielt.

Ich möchte Ihre Aufmerksamkeit indessen nochmals auf die Tatsache lenken, daß das Problem, vor dem ich stehe, nicht durch Weiterleitung an irgendeinen Mediziner gelöst werden kann, da es gewaltige Ausbildungsbemühungen erfordert und in der Tat eine schwere Kritik an der Ärzteausbildung (und der Ärzteschaft) einschließt wegen ihrer kurzsichtigen Vernachlässigung der Ernährungswissenschaft.

Hier einige Auszüge aus meinem Minderheitsbericht an Präsident Nixon:

Die wahrscheinlichste Ursache der allgemein verbreiteten Herzleiden

Während niemand weiß, warum Herzleiden so verbreitet sind, ist es doch hochwahrscheinlich, daß die Grundursache in der Tatsache liegt, daß in unserem industrialisierten Zeitalter das Volk seine Nahrung nur nach Anschein und Gelüsten wählt und nicht dazu erzogen worden ist, nach dem Nahrungswert zu wählen. Unsere Nahrung ist großenteils Industriekost, hat lange Transporte und Lagerungen durchgemacht, und die Lieferanten sorgen für solche, die auf Befriedigung ihrer Gelüste aus sind und kaum auf die Ernährungswirkung achten. Die Ernährungswissenschaft hat hier versagt.

Äußere und innere Umwelten

Drei Dinge in unserer physischen Umwelt von 1972 verlangen vor allem wissenschaftliche Beachtung: Luft, Wasser und Nahrung. Von diesen drei ist die Ernährung am folgenreichsten und verlangt weitaus die größte wissenschaftliche Beachtung. Die Nahrung enthält rund vierzig Nährfaktoren, welche täglich dem menschlichen Körper in richtigen Mengen und Korrelationen zugeführt werden müssen. Die Natur leistet bei der Erfüllung dieser Erfordernisse eine unermeßliche Hilfe, aber wir müssen lernen, besser mit der Natur zusammenzuwirken.

Diese Ernährungsfaktoren gehen ein in das, was *Claude Bernard* das «*milieu intérieur*» des Körpers genannt hat. Diese innere Umwelt geht uns entscheidend an bei den Herzkrankheiten, wie ich es im Kap. 5 «*Protect the Hearts We Have*» in meinem neuen Buch «*Ernährung gegen Krankheit*» herausgearbeitet habe. Dieses Kapitel beruft sich auf rund 450 Arbeiten aus der wissenschaftlichen und ärztlichen Literatur.

Verhütungs- und Unterlassungs-«Sünden»

Zwei Arten «Sünden» gegen die innere Umwelt sind möglich, solche, die man verübt und solche der Unterlassung. Eine krasse Verübungssünde geschieht, wenn wir Tabakrauch inhalieren. Dieser richtet die Zellen und Gewebe zugrunde und ist einer der Gründe der Herzkrankheiten, wie praktisch alle Beiratsmitglieder zugeben. Aber viele Leute haben Herzanfälle, ohne Raucher zu sein. Es gilt also weiter zu schauen.

Zahlreich sind die Unterlassungssünden verursacht durch die moderne Nahrungsindustrie, die keine Rücksicht auf den Nahrungswert nimmt. Zu den wichtigsten Nährfaktoren, die am meisten defizitär sind, gehören das Vitamin B_6, das Magnesium, das Vitamin E, das Vitamin C, die Folsäure und Spurenminerale. Das ist keine vollständige Liste, aber diese Faktoren sind jedenfalls beteiligt am Problem der Herzleiden. Sie und weitere sind nötig für die Gesunderhaltung der Zellen und Gewebe des Herzens und des Kreislaufsystems.

Als speziell in Westdeutschland das Kontergan in das «milieu intérieur» der Foeten gebracht wurde, entstanden Mißgeburten. Das war die Folge einer Verübungssünde. Unterlassungssünden, begangen in der Frühschwangerschaft, können ähnliche Ergebnisse haben. Folsäure ist ein Nährfaktor, der in diesem Zusammenhang untersucht werden muß.

Es ist sehr wahrscheinlich, daß Herz- und Blutgefäßschäden, die im Volk verbreitet sind, weitgehend durch Verarmung der inneren Umwelt entstehen, welche die Schwangeren ihren werdenden Kindern bieten, wenn sie sich nachlässig und unkundig ernähren. Manche Herzprobleme stammen aus solchen Mängeln. Ein verantwortlicher medizinischer Fakultätsdekan schrieb mir, daß der Zustand der Nachkommenschaft in dieser Hinsicht «fürchterlich» sei und daß viel davon wahrscheinlich von der Schwangerschaftsernährung herrührt.

Verhütung von Ernährungskrankheit (USA Landwirtschaftsdepartement)

Ein zweibändiger Bericht des USA Landwirtschaftsdepartements von 1971 schätzte, daß bei 13 allgemein verbreiteten Krankheiten eine Verminderung um 20–90% als Ergebnis der Ernährungsforschung erwartet werden könne. Manche dieser Schätzungen wären höher ausgefallen, wenn die Verfasser das Material gekannt hätten, das in meinem Buch «Ernährung gegen Krankheit» enthalten ist.

Abhilfe: Fördert die Ernährungsforschung!

Die zweite Frage des Präsidenten «Was läßt sich da tun?», läßt sich klar und einfach beantworten: *Fördert die Ernährungswissenschaft!* Luft und Wasser erhalten jetzt genug wissenschaftliche Beachtung. *Die Nahrung, die wir zu uns nehmen, verlangt aber unvergleichlich mehr wissenschaftliche Beachtung und erhält sie nicht. Die Ernährungswissenschaft ist unterentwickelt und versandet. Daran ist vor allem schuld, daß die ärztliche Wissenschaft und Ausbildung die Ernährungswissenschaft nie akzeptiert und herangebildet und daß sie sie so behandelt hat, als gehörte sie nicht wirklich zu ihr.* Diese Tatsache und einige der historischen Gründe, die dahinter stehen, sind in meinem Buch «Ernährung gegen Krankheit» besprochen.

Unsicherheit, Konfusion, Unwissenheit

Das bloße Durchnehmen der überkommenen «Ernährungskurse» erfüllt in keiner Weise unsere Notwendigkeiten. Die kräftigste Feststellung betreffend Ernährung im Mehrheitsbericht des Präsidentenbeirats über Herzkrankheiten findet sich auf Seite 36. Empfehlung 1.8: «*Der Beirat befürwortet die Schaffung umfassender Forschung und Ausbildung sowie klinische Herz-Kreislauf-Zentren. Er glaubt, daß vor allem anderen ein Arteriosklerose-Zentrum zu schaffen ist mit Einschluß von Ernährungsforschungen als hochwichtiger Komponente, – da dieses Gebiet ein Feld in die Augen stechender Ignoranz ist und für die Verhütung große Möglichkeiten enthält.*»

Die Sache mit der Unsicherheit, Ignoranz und Konfusion auf dem Gebiet der Ernährung kann gar nicht stark genug hervorgehoben werden. Unheilvollerweise werden einige der verschrobensten Ideen gerade von approbierten Ärzten vertreten, die in ihrer Ausbildungszeit keine angemessene Grundlage erhalten haben. Die Unwissenheit auf diesem Gebiet wird ausgebeutet. Millionen Menschen suchen verzweifelt nach Hilfe und wissen nicht, wo sie soliden Rat bekommen können, da die meisten Ärzte notorischerweise sehr wenig über Ernährung wissen. Viele von ihnen, selbst wissenschaftliche Ausschußmitglieder geben ohne weiteres zu, daß es so ist. Es ist typisch, daß der Patient, wenn er den Arzt nach der Ernährung fragt, die er befolgen soll, zur Antwort erhält: «*Kümmern sie sich nicht darum. Wir sind die besternährten Leute der Welt. Wenn sie Vitamine nehmen wollen, werden sie Ihnen kaum schaden.*» Wenn die Ärzte gut Bescheid wüßten über die verwickelten Hintergründe der Ernährungsfrage und aufgrund davon solchen Rat erteilten, so wäre das etwas anderes, als so, wie es jetzt ist, da sie solchen Rat aus Ignoranz statt Kenntnis erteilen.

Die Lage ist so schlimm geworden, daß Senator Schweiker von Pennsylvanien im Jahre 1972 den Ärzte-Ernährungs-Ausbildungs-Akt eingebracht hat, um Mittel für die Entwicklung der Ernährungsausbildung in den medizinischen Fakultäten zu verlangen. Der Tiefstand der Ernährungsausbildung wurde betont in einem Zweispalten-Artikel «*Ernährungs-Analphabetismus*» in der New York Times vom 14. Juni 1972 durch den Industriellen Henry J. Heinz II. Als einer, der seine Lebensarbeit in diesem Feld hat, würde ich sagen, daß die Lage sogar noch schlimmer ist, als Hr. Heinz sie dargestellt hat.

Wenn nicht bald etwas geschieht, werden unsere Mediziner in der Kenntnis der Ernährungsfragen weit hinter den Zahnärzten und den Osteopathen zurückbleiben. Es ist gut für die Dentisten und Osteopathen, wenn sie vorwärtsmachen, aber es ist unerträglich für die Ärzte, hintendrein zu bleiben. Ein viele Fächer verbindendes Vorgehen, das nicht nur die Biochemie und Physiologie, sondern auch die interne Medizin, die Pathologie, die Mikrobiologie, die Zahnheilkunde, die Endokrinologie, die Fortpflanzung und andere verwandte Gebiete umfaßt, ist dringend notwendig.

In meinem Brief vom 9. Oktober an Dr. Mills, den Präsidenten von Nixons Herzkrankheiten-Beirat, schrieb ich: «*Ich betrachte es als ein nationales Unglück, daß die Ernährungswissenschaft so wenig Beachtung erhalten hat und daß die Ärzte und anderen medizinischen Wissenschafter so unaufmerksam darauf und so unkundig dessen sind, was für die Menschheit eine so gewaltige Wohltat sein könnte.*»

Institut für Ernährungswissenschaft

Der einzige Weg zur Überwindung der Unsicherheiten, Konfusion und Ignoranz in der Volksernährung besteht in einer sorgfältigen, umfassenden und wirklichkeitsgemäßen objektiven Forschung, um Antwort auf eine Reihe von Fragen zu finden. In einer der Denkschriften, die ich dem Beirat einreichte, waren 36 dringende Probleme enthalten, allein in bezug auf den Zusammenhang zwischen Herzkrankheiten und Ernährung. Keine von ihnen war auch nur diskutiert worden und es gibt ihrer noch manche andere. Trotz der vielen zu leistenden Forschung wird sich das Bild rasch klären, sobald eine genug große Zahl von kompetenten Wissenschaftern *sich dahinter macht*. Dies geschieht derzeit nicht. Vielen, die an der Ernährung interessiert sind, geht es darum, altehrwürdige Positionen zu verteidigen, welche mit Sicherheit überholt sein werden.

Der einzige Ausweg, aus dieser lähmenden Situation herauszukommen, besteht darin, daß die Bundesregierung zwei oder mehr Institute für Ernährungswissenschaft gründet. Das kann unter dem «Herz-, Blutgefäß- und Lungen-Gesetz» von 1972 geschehen. Ein Institut könnte sich gut mit Ernährung und Arteriosklerose befassen, ein anderes mit Schwangerenernährung im Hinblick auf angeborene Herzleiden und Kardiomyopathien.

Die Besetzung dieser Institute für Ernährungswissenschaft wird Probleme stellen, aber nur so lange, als zu wenig Geld verfügbar ist. Denn da sind wirkliche Probleme zu lösen, und mächtiges Interesse kann erweckt werden im Geiste von Tausenden zuständiger Wissenschafter, sobald sie genug Unterstützung zugesichert erhalten.

Viel umfassendere Tragweite als nur Herz- und Kreislaufleiden

Sobald einmal die Ernährungswissenschaft kräftige Unterstützung erhält, wird es offenkundig werden, daß die Ernährung eine ungeheure Rolle in der Verhütung aller Arten von Krankheiten spielen kann. Das ist das Thema meines Buches «Ernährung gegen Krankheit», das selbst von einer Anzahl Ärzte als wohlfundiert bezeichnet worden ist. Geistesschwäche, Zahnkrankheiten, Alkoholismus und möglicherweise selbst Krebs können auf das geschwächte «milieu intérieur» zurückgeführt werden, mit welchem die Zellen und Gewebe unserer Organismen sich abfinden müssen. Diese innere Umwelt kann durch richtige Ernährung gewaltig verbessert werden.

Die Grundlage für weitreichende Hoffnung auf Krankheitsverhütung liegt in der Erkenntnis, daß die Verfassung der (äußeren und inneren) Umwelten von überragender Bedeutung ist und daß die Ernährungsumwelt nicht wirklich und im Ernst in Betracht gezogen worden ist. Sind Umwelten wichtig für lebende Geschöpfe? Die Antwort liegt auf der Hand. Sind Umwelten wichtig für lebende Zellen und Gewebe? Auch das liegt auf der Hand. Werden Zellen und Gewebe gestört und krank, wenn die Umwelten unangemessen sind? Auch das kann mit Sicherheit bejaht werden. Die Sanierung des inneren Milieus kann durch Anwendung wissenschaftlicher Tüchtigkeit in der Entwicklung der Ernährungswissenschaft erreicht werden. Die Schaffung von Instituten für Ernährungsforschung wäre ein wichtiger Schritt in der Richtung auf eine bessere Volksgesundheit für die ganze Nation.

Wirtschaftliche Tragweite

Im Herz-, Blutgefäß- und Lungen-Gesetz von 1972 wurde geschätzt, daß der mögliche Gewinn mehr als 30 Milliarden Dollar im Jahr betragen würde. Diese Summe würde sicherlich mehr als doppelt so groß, wenn wir noch andere Krankheiten überwinden könnten. Zwar gibt es natürlich keine Zauberformel zur völligen Beseitigung der Krankheit, aber wir haben es mit enormen Einsparungsmöglichkeiten zu tun nicht nur in Geld, sondern auch in Gestalt von Kummer und Elend. Ein Privater würde nicht zögern, 10 Dollar anzulegen im Jahr, wenn er begründete Aussicht hätte, dafür jährlich 30 000 Dollar zurückzuerhalten. Die Bundesregierung sollte nicht zögern, 10 Millionen Dollar im Jahr zu riskieren, wenn der öffentliche Ertrag dafür 30 Milliarden Dollar sein könnte.

Für Ignoranz stimmen?

Wenn wir den Vorschlag, die Ernährungswissenschaft zu entwickeln, zurückweisen, stimmen wir für Ignoranz. Das ist unvorstellbar im Licht der unerforschten Goldmine von Gelegenheiten zur Gesundheitsverbesserung, wie sie vom USA-Departement für Landwirtschaft erwähnt wurde. Sicher wollen wir doch der Erkenntnis die Zustimmung nicht versagen, daß Wissen besser ist als Nichtwissen. *Auf dem Gebiet der Ernährungswissenschaft können wir es uns nicht leisten, Ignoranten zu bleiben.*

Ein Problem, das nicht routinemäßig einem Ärzteausschuß zuzuschieben ist

Infolge jahrzehntelanger Indoktrination werden manche Ärzte automatisch die Idee verlachen, daß Ernährung eine so bedeutende Rolle für die Krankheitsverhütung spielen könne. Das ist meines Erachtens so, weil sie im Gebiet der Ernährungsphysiologie so unerfahren sind. Kein Arzt, der diesen Namen verdient, kann indessen die Stellung einnehmen, daß Unkenntnis in der Ernährung besser sei als Kenntnis.

Ich dränge deshalb mit allem Respekt darauf, daß der Vorschlag, die Ernährungswissenschaft zu entwickeln, umfassend ernst genommen und nicht nur irgendeinem Ärzteausschuß zugeschoben wird.

Öffentliches Verlangen

Millionen Menschen sind hochinteressiert an der Erkundung der Möglichkeiten, durch Ernährung einen höheren Gesundheitsgrad zu erlangen. Noch viel mehr können leicht dazu geführt werden, ein solches Interesse zu bekommen. Wenn Sie, Herr Präsident, in Ihrer Regierung den Weg zu besserer Gesundheit durch Krankheitsverhütung auf dem Wege der Ernährung zu bahnen beginnen, werden fürwahr noch viele mehr sich erheben und Sie einen Gesegneten preisen.

Da diese ganze Sache in meinem Denken und meinem Gewissen ein großes Gewicht hat, bin ich bereit, meine Stellung der Öffentlichkeit voll und auf jede geeignete Weise bekannt zu machen.

Ich hoffe aufrichtig, daß Sie Interesse fassen und mit Präsident Nixon auf jede Weise zusammenarbeiten werden, um Verständnis und Handeln in bezug auf die Ernährungswissenschaft in Gang zu bringen.

«Wie soll man sich dem schädlichen Einfluß der derzeitigen Umwelt entziehen? Indem man sich ähnliche Regeln wie die Weisen früherer Zeit auferlegt, sich mit Gleichgesinnten zusammentut und sich im Zaum hält, zum Beispiel auf das Abhören von Lügen im Radio verzichtet, in den Zeitungen nur die wertvollen Mitteilungen durchliest, nur Artikel und Bücher von anständigen, kundigen, aufrichtigen Verfassern berücksichtigt, die moderne Propagandatechnik erlernt, um sie von sich abzuhalten, kurz – indem man aus sich selbst denkt und handelt.»

«Der menschliche Körper ist mit einer beinahe wunderbaren Fähigkeit versehen, um den widrigsten Umständen Einhalt zu gebieten. Wenn er aber die Grenzen seiner Anpassungsfähigkeit erreicht hat, kommen die Verwirrungen aller Art zum Vorschein: moralische Verderbnis, Nervosität, Geistesschwäche, Kriminalität, Unfruchtbarkeit und Krankheiten aller Art.»

«Die Familie muß wieder in der Erde verwurzelt werden wie bei den Vorfahren. Jeder soll ein Haus haben, und wäre es auch klein, und einen Garten bestellen.»

Prof. Alexis Carrel, 1873–1944 (Nobel-Preis): «*Betrachtungen zur Lebensführung*» (Zürich 1954).

«Ursachen unbekannt»

Een klinisch panorama van een teveel in de voeding. Von Prof. Dr. med. C. D. de Langen, Universität Utrecht, in Geneeskundige Bladen uit kliniek en laboratorium voor de praktijk 48/III, Haarlem 1957.

«Neben den gewaltig zurückgegangenen Infektionskrankheiten sind die Zivilisations-, Abnutzungs- oder «eingebauten» Krankheiten sowohl für die Sterblichkeit, wie auch für die Krankheitshäufigkeit und -dauer, für Arbeitsausfall und Invalidität sehr stark in den Vordergrund getreten», schrieb de Langen 1957, «derart daß die Medizin dagegen in einem schweren Abwehrkampf steht ... Dazu gehörten vor allem Herz- und Kreislaufleiden (Arteriosklerose und Blutdruckleiden), Krebs, Diabetes, Rheuma, Galle- und Leberleiden, Nieren- und Blasenleiden, Schwangerschaftstoxikose, Schilddrüsenüberfunktion und -unterfunktion u. v. a. m.

Daß dem anders geworden sei in den vergangenen 26 Jahren kann man nicht sagen, leider ganz im Gegenteil.

Frage man nun, so fuhr de Langen fort, irgend ein Fachwerk oder einen Kongreß nach den Ursachen der fortwährenden Zunahme dieser Krankheiten, so stoße man immer wieder auf das Bekenntnis *Ursache unbekannt*. Auch das hat sich seither nicht geändert trotz eines unübersehbaren Forschungsaufwandes, man hat aber gelernt, von «Faktoren» zu reden und die Entstehung «multifaktoriell» zu nennen, um das «Ursache unbekannt» zu umgehen.

Wieso eigentlich? frug de Langen. Fehlte es vielleicht an Interesse der Forscher? Ganz sicher nicht, im Gegenteil. Immer mehr Mittel und Fleiß würden dafür eingesetzt. Oder fehlte es an Methoden? Auch da im Gegenteil. Immer mehr und feinere Methoden wurden und werden eingesetzt, wie man es sich früher nicht habe träumen lassen.

Und doch, schrieb de Langen, solange die Ursachen unbekannt sind, kann es selbstverständlich auch keine ursächliche Behandlung und keine echte Heilung und Verhütung geben, sondern man kann nur das Leben der Erkrankten verlängern, stützen, ihre Leiden lindern. Aber volles Leben ist das nicht mehr, und die Krankheiten rücken weiter vor, greifen um sich und ergreifen immer Jüngere. Auf dem Gebiet der Lebensverlängerung, Stützung und Linderung liegen die bisherigen Errungenschaften. So dankbar wir dafür zu sein haben, müssen wir uns doch sagen, daß wir nicht dazu bestimmt sind, «Krückenmenschen» zu sein, und daß wir als solche nicht imstande sein werden, den Kampf um die Zukunft des Abendlandes zu bestehen.

Prof. C. D. de Langen hatte zwanzig Jahre lang das Zentralkrankenhaus in Batavia, dem heutigen Djakarta, geleitet und danach zehn Jahre als Professor an der Universität Utrecht in Holland gewirkt, als er sein «Klinisches Panorama der Überernährung» schrieb. Er konnte wie wenige die Verhältnisse unmittelbar vergleichen, und dabei sprangen ihm so erstaunliche Unterscheide der Krankheitshäufigkeiten in die Augen, daß er sich veranlaßt sah, folgenden Vergleich zwischen Java und Holland aufzustellen:

Arteriosklerose und Bluthochdruck: Während diese Krankheitsgruppe 1956 in den USA bereits die Hälfte der Todesfälle verursachte und in den Niederlanden nicht viel weniger, war beides in Indonesien bei den Einheimischen äußerst selten und die wenigen Fälle betrafen durchwegs Europäer, Chinesen und einzelne reiche Indonesier.

Gallensteine und Leber- und Pankreasleiden: Bei den Plantagenarbeitern in Indonesien nur 2 Fälle unter 1 370 000 Patienten – und diese beiden waren Chinesen.

Diabetes: Obwohl die Indonesier eine einseitige «Kohlehydratkost» haben, konnte die Diagnose Diabetes nur 9 mal unter 422 943 Patienten erhoben werden.

Schilddrüsen-Überfunktion: Kropf kam zwar eher häufig vor; aber Schilddrüsenüberfunktion konnte in den 20 Jahren nur in 12 Fällen festgestellt werden.

Akutes Gelenk-Rheuma: Äußerst selten.

Glomerulonephritis (Nierenentzündung): Sehr selten

Appendicitis (Blinddarmentzündung): Wurde unter 422 943 Patienten nur 159 mal gefunden

Multiple Sklerose: Kein einziger Fall.

Nieren- und Blasensteine: Sehr selten.

Schwangerschafts-Toxikose und Eklampsie: Äußerst selten.

Magen- und Zwölffingerdarmgeschwüre: So häufig sie bei uns sind, so überaus selten fand er solche Fälle unter dem Volk Indonesiens – nur 48 mal unter 422 943 Patienten – und dies bemerkenswerterweise, obwohl die Indonesier scharfe Speisen lieben, häufig an Verdauungsinfektionen leiden und eine eher kräftige Magensaftsekretion haben.

Magenkrebs: («Wo keine Magengeschwüre, da entsteht auch kein Magenkrebs»). In 20 Jahren nur 3 Fälle, obwohl Krebs sonst in Indonesien nicht selten war.

Perniciöse Anämie: Fehlte ganz. Sterblichkeit an dieser Krankheit in Indonesien 0,0, in Holland 4,4, in Kanada 9,1 Fälle.

Amyloid (schwere Form verkäsender Tbc, Syphilis oder Malaria): Kein einziger Fall, obwohl Tbc, Syphilis und Malaria keineswegs selten waren.

Die genauen Zahlen wolle man in der genannten Veröffentlichung nachsehen, falls man sie benötigt.

Die Gegenüberstellung der außerordentlichen Seltenheit dieser bei uns so häufigen und ständig zunehmenden Krankheiten wirft natürlich die Frage auf, wie sich das erklären läßt. Ein Stück weit beruht der Unterschied natürlich auf jenem der Lebensdauer und der Tatsache, daß die Patienten in Indonesien durchschnittlich jünger waren, aber dies reicht bei weitem nicht zur Erklärung aus.

Auf die Frage, ob vielleicht Rasse oder Klima etwas ausmachen konnten, gelangte de Langen nach eingehender Untersuchung zu dem Schluß, daß weder der Rassen- noch der Klimaunterschied direkt irgend einen bestimmenden Einfluß auf die Häufigkeit dieser Erkrankungen haben können, und indem er weitere Möglichkeiten abtastete, gelangte er eindeutig immer wieder zu der Frage der Ernährung zurück, worin einige große und kennzeichnende Unterschiede bestanden, nicht nur zwischen Indonesien und Holland, sondern auch zwischen einer Reihe von Bevölkerungen Asiens, Afrikas und Südamerikas einerseits und den wohlhabenden Bevölkerungen in Amerika, Europa und anderen Erdteilen andererseits.

1. Die Nahrungsmenge (Kalorienzufuhr): Sie ist beim Volk in Indonesien sehr niedrig. Schon van Veen und Postmus (Eijkman-Institut Batavia JADA Aug. 1947) berechneten einen Durchschnitt von 2100 Kal. für Javaner bei schwerer Feldarbeit (bei etwas kleinerem Körperbau) gegenüber 4000 Kal. und mehr unter ähnlichen Verhältnissen in Europa und Amerika. De Langen rügt die Trägheit des Denkens unserer Fachwelt in dieser Frage. Sie lege immer noch allen ihren Kostrechnungen einen Kaloriengrundbedarf von 3000 kg / 70 kg / Tag zugrunde, wozu dann noch entsprechende Zuschläge für körperliche Arbeit gemacht würden, obwohl schon Rubner und dann die Ernährungskommission des Völkerbundes eine Herabsetzung von 3000 auf 2400 Kal. verlangt haben. In Wirklichkeit müsse der Grundbedarf noch wesentlich niedriger liegen, denn in seinem (Prof. de Langen) Nachsorgedienst für berufstätige Diabetiker in Utrecht habe eine dauernde Stoffwechselstabilisierung bei stetem Körpergewicht auf dem Niveau von weniger als 2000 Kal. für Hausfrauen ohne Hilfe aber mit durchschnittlich drei Kindern und sogar von 1400–1700 Kal. bei voll berufstätigen Erdarbeitern, Magazinern, Plakatklebern und Monteuren (stets auf 70 kg Körpergewicht umgerechnet) erreicht werden können.

2. Die Eiweiß- und Fett-Zufuhr: Die Nahrung der Indonesier war normalerweise fast ganz vegetabil und die Eiweiß- und Fettzufuhr, die durch *van Veen* und *Postmus* mit 51 bzw. 9 g im Durchschnitt ermittelt wurde, fast rein pflanzlicher Herkunft. In Amerika und Europa überstieg beides im Durchschnitt der meisten Bevölkerungen und besonders bei körperlich Arbeitenden die 100-g-Grenze und war großenteils tierischen Ursprungs. «*Überall sieht man*», so schrieb de Langen, «*daß bei wachsendem Wohlstand eine Verschiebung von der Stärkenahrung zur Eiweiß- und Fettkost und von pflanzlicher zu tierischer*

Nahrung stattfindet, und überall sieht man in der Tat, daß die genannten Krankheitsbilder mit dieser Verschiebung zusammengehen.»

3. Die Kochsalzzufuhr: In Amerika und Europa beträgt der Verbrauch in weiten Bevölkerungskreisen durchschnittlich 12–20 g pro Kopf und Tag bei einem tatsächlichen Bedarf von 0,5 g. Überdies salzen viele noch zusätzlich aus der Streudose. Demgegenüber, schrieb de Langen, verbrauchten die Indonesier weniger als 4 g im Tag. Oft salzten sie überhaupt nicht. «Wir brauchen viel Kochsalz mit unserer Kost, die so reich ist an Tierfett, Tiereiweiß und Weißbrot.» Und wiederum gehe die Häufigkeit des Kochsalzverbrauches mit jener der genannten Krankheiten parallel.

All dies ist zwar keineswegs neu und geht auch eindrucksvoll aus dem Werk *«Geographie und Geschichte der Ernährung»* von *Prof. Dr. med. Karl Hintze* (1934)[1] hervor. Aber auf die Ernährungswissenschaft hatten diese Kenntnisse nicht den geringsten Einfluß. De Langen: «Es ist merkwürdig und beschämend, daß, wieviel auch von solchen Tatsachen erhältlich wurden, das Interesse dafür in wissenschaftlichen Kreisen gering blieb ... Wir dürfen uns nicht bloß mit Tierversuchen begnügen, sondern müssen auch dem großen Experiment des menschlichen Zusammenlebens nachgehen. Daraus, aus der menschlichen Wirklichkeit, hat sie ihre Fragestellungen ans Labor und an den Tierversuch zu revidieren. Dann würde es nicht heißen «Ursachen unbekannt».

[1] Neuausgabe Verlag Wissenschaftlich-technische Literatur, Dr. Martin Sändig OHG, D-6229 Niederenhof-Wiesbaden 1973 (DM 48.–).

«Mißernährung ist schuld an weitverbreiteter Verminderung menschlicher Fähigkeit und an einer enormen Menge von Ungesundheit und Krankheit.

Wenn wir wollen, haben wir die Macht, in jedem Volk eine Bevölkerung zu schaffen, welche tüchtiger, kräftiger, fähiger, langlebiger, produktiver und mit mehr körperlicher und seelischer Ausdauer ausgestattet ist, als die Welt es je gesehen hat.»

Bericht der *Konferenz der Vereinten Nationen über Ernährung und Landwirtschaft.* Hot Springs, Virginia USA, 18.5. bis 3.6.1943.

Der große Fastenmarsch

Tatsachen und wissenschaftliche Ergebnisse des zweiten Fastenmarsches in Schweden (August 1964)
Von Dr. med. Karl-Otto Aly, Stadtkreisarzt in Södertälje/Stockholm

Im Jahre 1954 versetzten elf schwedische Vegetarier die Welt, und vor allem die medizinische Wissenschaft in größtes Erstaunen, indem sie einen Marsch unternahmen, der nach allen gültigen Auffassungen der Fachwelt als unmöglich gelten mußte: ein ausschließlicher Fußmarsch in zehn Tagen über 500 Kilometer – von Göteborg nach Stockholm – bei nichts als Wasser, ohne jede Nahrung! Jener historische Fastenmarsch wurde unter überaus harten Bedingungen durchgeführt, ungeachtet aller Erschwernisse und aller unheilverkündenden Prophezeiungen führender medizinischer Autoritäten. Die Fachwelt schrieb vor dem Beginn dieses ersten Fastenmarsches, daß voraussichtlich keiner der Elf das Ziel erreichen werde, und daß die Teilnehmer des Versuchs bald schlapp, gereizt, unwirsch und gehässig werden würden, wie man es ja in allen Hungergebieten kennen gelernt hatte. Die Prophezeiungen geschahen allerdings in völliger Unkenntnis der Tatsache, daß zwischen Hungern und Fasten körperlich und seelisch ein grundlegender Unterschied besteht. Es wurde weiterhin behauptet, die Fastenden würden bald erschöpft sein, sie würden aus Mangel an Kalorien und Eiweiß Hungerödeme und Vitaminmangelkrankheiten nebst schweren Herzleiden usw. bekommen. Es bestand bei den Autoritäten der Ernährungsphysiologie kein Zweifel darüber, daß das Unternehmen von Anfang an zum Mißlingen verurteilt war.

Das Ergebnis fiel aber ganz anders aus: *alle elf Teilnehmer erreichten das Ziel in auffallend guter körperlicher und seelischer Frische.* Nur zwei von ihnen mußten die Marschstrecke um ein paar Kilometer abkürzen, nicht weil sie nicht in guter Allgemeinverfassung gewesen wären, sondern nur wegen Knie und Fußbeschwerden. Keiner mußte das Fasten abkürzen. Keiner wies irgendwelche Schädigungen auf, welche in den anschließend durchgeführten genauesten klinischen und Laboratoriumsuntersuchungen hätten festgestellt werden können, abgesehen von den besagten Fußbeschwerden.

Führende Mediziner, Physiologen und Sportärzte waren rechtzeitig eingeladen worden, den Marsch zu überwachen und die physiologischen Vorgänge, die sich dabei ereignen würden, zu studieren, um damit das Wissen und das Interesse für das Fasten zu erweitern, das in Schweden als Heilmaßnahme so gut wie unbekannt war. Aber es bestand auf der Seite der Medizin kein Interesse, und die Aufnahme einer Anzeige in der Wochenschrift der schwedischen Ärzteschaft mit einem diesbezüglichen Aufruf wurde abgelehnt! Die Tagespresse zeigte natürlich ein sehr großes Interesse, denn das war ein ungewöhnlicher und sensationeller Stoff. Der günstige Ausgang des Experimentes, der von niemand erwartet worden war, fand entsprechende Beachtung. Aber das Ergebnis blieb eine Tagessensation, die bald wieder vergessen war. Das Fasten als ein hilfreicher Heilweg für Kranke blieb nach wie vor unbekannt, uninteressant und «allgemeingefährlich». Und doch war eine wichtige Tatsache ins Unterbewußtsein des Volkes und der Wissenschafter eingegangen, die Tatsache, daß der Mensch – unter gewissen Umständen – selbst bei härtesten körperlichen Belastungen mindestens zehn Tage lang ohne jede Nahrungszufuhr nicht nur vegetieren sondern offenbar ohne Schädigung sehr wohl leben und dabei sogar lange Strecken gehen kann.

Kurz danach verirrte sich ein junges Mädchen in der Einöde Norrlands und kam nach mehreren Tagen Quellwasserdiät wohlbehalten in bewohnte Gegenden zurück. Sie erklärte, das Wissen von dem Fastenmarsch habe ihr Mut zu einem eigenen «Fastenmarsch» gemacht und ihr auch geholfen, die Strapazen leicht zu überstehen.

Das ermutigende Ergebnis des ersten Fastenmarsches veranlaßte den Initiator und Leiter des Marsches von 1954 – Zahnarzt *Dr. Lennart Edrén*, Stockholm – zum zehnten Jahrestag des Ereignisses einen neuen Fastenmarsch zu organisieren. Dieser fand im August 1964 statt.

Dieses Mal bestand die Teilnehmergruppe aus 19 Gängern und einem, zwanzigsten, der fastend und filmend die übrigen auf dem Fahrrad begleitete. Verglichen mit 1954 bestanden ein paar wesentliche Unterschiede: 14 der Teilnehmer waren Vegetarier, von denen sechs schon am ersten Fastenmarsch vor zehn Jahren teilgenommen hatten, und fünf waren «Normalverbraucher». Der neue Fastenmarsch wurde gründlich überwacht und untersucht durch eine medizinische Hochschul-Forschungsgruppe vom Karolinska Institutet und vom Gymnastischen Zentralinstitut (Physiologische Abteilung) in Stockholm (Leiter: *Doz. Bengt Saltin).* Das ermöglichte eingehendste Untersuchungen und Analysen hinsichtlich der körperlichen Leistungsfähigkeit, der Blutchemie, des Stoffwechsels usw. mit Hilfe der technischen Einrichtungen einer modernen Universitätsklinik. Ein Labor-Autobus begleitete die Gänger und es wurden unterwegs laufend Blut- und Stoffwechseluntersuchungen durchgeführt. All das erleichterte den 500 km langen Gewaltmarsch mit leerem Magen nicht gerade. Ich war selbst der einzige Arzt, der aktiv am Marsche teilnahm auf Grund langjährigen Interesses für

31

das Fasten und für gesunde Lebensführung im Sinne Bircher-Benners – 35 Jahre, davon 15 Jahre als Vegetarier – und meines tiefwurzelnden Glaubens an die Bedeutung der Ordnungsgesetze des Lebens, denen ich dienen möchte. Ich hoffte, meine Teilnahme werde die Bedeutung des Fastenmarsches und des Heilfastens für die Medizin unterstreichen und den Wissenschaftern, die im allgemeinen mit den physiologischen und therapeutischen Umständen des Fastens völlig unvertraut sind, helfen, gewisse Ergebnisse zu deuten und auszuwerten. Es lag mir auch daran, eine Bresche für das Heilfasten schlagen zu helfen.

Statt nur aus Wasser wie im Jahre 1954 bestand unsere «Diät» im Jahre 1964 aus 2,7 Liter Flüssigkeit, wovon 0,4 Liter Frucht- und Rohsäfte, einer Vitamin-Mineralien-Kapsel (Omnibionta Merck, jedoch nicht von allen genommen), etwas Kalk (ein Teelöffel Metz Aktivkalk) und Pollen (Blütenstaubtabletten) im Tag. Das Interesse für die Vitaminkonzentrate nahm aber nach wenigen Fastentagen rapide ab. Die Gesamtkalorienzufuhr betrug im Schnitt ca. 200 Kal./Tag. Es wurden keine festen Nahrungsstoffe eingenommen.

Ein erwachsener Mann braucht nach allgemeiner Schätzung mindestens 4000 Kal./Tag, um einen Fußmarsch von 50 km durchzuführen, im Ganzen also 40 000 Kal. Wir kamen statt dessen mit nur 200 Kal./Tag aus! Und das während zehn Tagen hintereinander! Die Wegstrecke war dieselbe wie im Jahre 1954 500 km in zehn Tagen oder durchschnittlich 50 km im Tag. Am zweiten Tag gingen wir sogar – recht unbeschwert – 65 km! Dabei waren wir durchwegs keine wohltrainierten Sportler oder Langstreckengänger, sondern gewöhnliche (junge) Männer zwischen 18 und 53 Jahren aus verschiedenen Berufen, vorwiegend «Geistesarbeiter». Es wäre nicht uninteressant zu erproben, wieviele gewöhnliche Sterbliche Westeuropas einen ähnlichen «Spaziergang» – von mir aus ruhig mit vollem Magen – nachmachen könnten.

Wir brachen am frühen Morgen des 4. August 1964 in Kalmar (Südwest-Schweden) auf und gingen von dort aus auf größeren und kleinere Straßen und Wegen nach Stockholm (eine Strecke wie von Stuttgart nach Hamburg, Red.) und kamen in Stockholm am 14. August wohlbehalten am Nachmittag an. Alle 19 Gänger erreichten das Ziel in bester körperlicher und seelischer Verfassung. 14 von den 19 sowie der Radfahrer haben den Marsch planmäßig durchgeführt und die 500 km fastend zurückgelegt. Keiner mußte das Fasten vorzeitig abbrechen. Drei mußten jedoch kürzere Strecken fahrend zurücklegen, weil sie Blasen an den Füßen bekommen hatten; einer mußte 300 km weit fahren wegen eines alten, im Fasten aufblühenden rheumatischen Leidens, das am Ziel dafür restlos ausgeheilt war, und einer 150 km weit wegen Mangel an Gelenkflüssigkeit in den Knien. Keiner hatte am Ziel irgendwelche erkennbaren Schmerzen oder Schädigungen abgesehen von Fußblasen und Fußbeschwerden, die aber bei sechs Vegetariern völlig fehlten. Das fröhliche und natürliche Auftreten, die offenkundige Elastizität der 19 mageren aber glücklichen Fastengänger am Ziel und die genaue medizinische Untersuchung zeigten, daß wir alle am Ende des Marsches in einem Zustande positiver Gesundheit und besten Wohlbefindens waren. Keine Anzeichen der vorausgesagten Reizbarkeit und Gehässigkeit, keine Spur von Hungerödem, von Herzschwäche oder Erschöpfung konnten festgestellt werden. Alle Teilnehmer hatten den Marsch und das Fasten offenbar gut vertragen. Es bestand auch kein auffälliger Unterschied in der Verträglichkeit zwischen Vegetariern und Nichtvegetariern. Der durchschnittliche Gewichtsverlust betrug 7 kg in 10 Tagen (zirka 9 kg beim Wasserfasten 1954)! Bei den Vegetariern betrug der Gewichtsverlust nur durchschnittlich 6,5 kg gegenüber den «Normalköstlern», bei denen er 8,6 kg betrug. Der Unterschied dürfte hauptsächlich darauf zurückzuführen sein, daß die beiden schwersten Gänger – jeder 86 kg schwer – Nichtvegetarier waren und bei dem Marsch 10, beziehungsweise 9 kg verloren. Die übliche Zivilisationskost enthält allgemein wesentlich mehr Kochsalz als eine auf Gesundheit ausgerichtete vegetarische Nahrung. Ein entsprechend größerer Salzverlust aus den Salzdepots dürfte somit den größeren Wasser- und Gewichtsverlust der Normalköstler im wesentlichen verursacht haben. Vielleicht spielt bei dem geringeren Gewichtsverlust der Vegetarier aber auch die Tatsache mit, daß diese schon vor dem Fasten durch ihre tiereiweißarme Ernährung auf eine bessere Stoffwechselökonomie eingestellt waren, die ihnen beim Fasten behilflich wurde und weniger Substanzverlust bedingte.

Der *Grundumsatz* zeigte bei allen eine geringe Tendenz nach unten. Das war bei der Umschaltung auf Spareinstellung des Stoffwechsels auch zu erwarten. Der *Sauerstoffverbrauch* ging somit von 0,31 Liter/Minute auf durchschnittlich 0,27 Liter/Minute zurück, das heißt, der Grundumsatz sank von etwa ± 0 auf –10%. Dieselbe Tendenz wurde bezüglich der *Ruhetemperatur* (morgens im Schlafsack) und der *Arbeitstemperaturen* (abends kurz nach dem Marsch und nach der abschließenden Belastungstour auf dem Testfahrrad) (sic!) festgestellt. Die Temperaturen sanken von 36,5 auf 36 beziehungsweise 37,8 auf 37,3 °C. Das ist *der sichtbare Ausdruck dafür, daß der Organismus sich auf einen ökonomischen, energiesparenden Stoffwechsel umgestellt hatte.* Wir empfanden diese Spareinstellung zumindest abends öfters als ein recht unangenehmes Frösteln. Auch das Schlafbedürfnis war auffallend geringer!

Besonders interessant verlief die durchschnittliche *Puls*frequenz. Die durchschnittliche Frequenz des Herzschlages bei submaximaler Belastung (1100 kilopondmeter) war am Anfang (4. August) 149 Schläge in der Minute. Fünf Tage danach war sie auf 154 S/M gestiegen und am Ziel (14. August) wieder auf 146 S/M gesunken. *Sie war also am Ende besser als am Anfang – und nach drei Wochen noch besser* (nur 138 S/M). *Dies alles ohne zusätzliches Training!* Das bedeutet zu deutsch, daß unser *körperliches Leistungsvermögen, namentlich die Herz- und Kreislaufleistung, verbessert war, statt sich zu verschlechtern,* wie uns vorausgesagt worden war! Derselbe Befund trat auch im *Elektrokardiogramm* (EKG) und in den Blutdruckkurven deutlich zutage. Die EKG zeigten keinerlei pathologische Abweichungen, nicht einmal elektrolytische. Und der *Blutdruck* zeigte bei allen eine Senkung von zirka 15–20 mm/Hg sowohl systolisch wie diastolisch. Das alles entspricht der oft vermerkten Tatsache, daß der kranke Bluthochdruck (Hypertonie) und die meisten Herz- und Kreislaufkrankheiten durch das (Heil-)Fasten positiv beeinflußt werden. Das sollte sich unsere Medizin wirklich einmal hinter die Ohren schreiben, nachdem die Statistiken der gesamten westlichen Welt bis zu 60 % aller Todesfälle den Herz- und Kreislauferkrankungen zuschreiben (trotz aller Pillen und Spritzen!). Es scheint höchste Zeit, daß das Fasten und die naturgemäße Lebensweise und Heilbehandlung (bei ihren statistischen Erfolgen) endlich einmal eingeführt werden!

Unser maximales (Muskel-)*Leistungsvermögen* verringerte sich etwas (10 % bei den Vegetariern und 15 % bei den Nichtvegetariern). Es erholte sich aber nach wenigen Tagen und war nach drei Wochen sogar besser als am Anfang des Marsches. In vergleichbaren Untersuchungen über Hungerzustände beim Menschen (Taylor u. a.) wird immer wieder ein beträchtlicher Abfall des körperlichen Leistungsvermögens registriert – durchschnittlich 50 % schon nach wenigen Tagen – verbunden mit einem raschen Anstieg der Pulsfrequenz! Das beweist wieder einmal, daß ein grundlegender Unterschied zwischen Fasten und Hungern besteht. Er betrifft nicht nur die seelischen Reaktionen, sondern auch das körperliche Leistungsvermögen, den Gewichtsverlust, die Blutchemie und so weiter. In diesem Zusammenhang möchte ich besonders auf diesen fundamentalen Unterschied hinweisen, weil die Gegner des Fastens immer wieder durch Hinweise auf die schweren Schädigungen durch die Hungerzustände das Fasten zu verdächtigen versuchen. Die Ärzte der Schulmedizin sollten endlich einmal verstehen lernen, daß die Ärzte der biologischen Medizin viele Krankheiten durch Heilfasten und nicht durch Hungerkuren zu heilen suchen.

Überaus interessant sind auch die Untersuchungsergebnisse der *Blutzucker-, Serumlipid (Blutfette)-, Cholesterin- und Milchsäurebefunde.* Am überraschendsten ist der anfängliche Rückgang des Blutzuckerspiegels von zirka 85 mg/100 ml auf zirka 70 mg/100 ml (alle Werte hielten sich in physiologischen Grenzen!), dem vom siebenten Tage an ein Anstieg der Blutzuckerwerte auf zirka 90 mg/100 ml folgte. Die Endwerte liegen nach zehntägigem Säftefasten also höher als zu Beginn des Fastens, und das trotz größter körperlicher Anstrengung und bei einer täglichen Kalorienmenge (aus Kohlehydraten) von nur 200 Kal., statt der als unerläßlich geforderten 4000 Kal.! Die Natur hat sich wieder einmal als weiser erwiesen, als wir vorausahnen konnten. Der vorausgesagte hypoglykämische Schock (Zusammenbruch infolge Absinken des Blutzuckerspiegels) blieb aus; statt dessen konnte der

34

Organismus gegen das Versuchsende hin mehr Blutzucker mobilisieren als zu Beginn des Fastens. *Wo nimmt der Körper diesen Zucker her?* Dafür gibt es richtungweisende Untersuchungen. Parallel anfänglichem Blutzuckerabfall findet man ein Ansteigen der Blutfette von 0,8 auf 1,3 mg/100 ml und ein deutliches Wiederabfallen dieser Blutfettwerte auf den Ursprungswert vom siebenten Fastentag an, also gleichzeitig, aber entgegengesetzt verlaufend zum endgültigen Blutzucker-Anstieg. Eine mögliche Erklärung für dieses unerwartete Verhalten der Blutzucker- und Fettwerte liegt darin, daß der Organismus anfänglich, nach der plötzlich unterbrochenen Kohlehydratzufuhr, mehr Fett zur Verbrennung mobilisiert, dann aber, nach zirka sieben Tagen, auf die neue Fastensituation einstellt und jetzt, offenbar *aus Eiweiß-Stoffen, genug Kohlehydrate selbst gewinnt, um einen ausreichenden Blutzuckerspiegel für den Energieumsatz zu sichern.* Die Fettverbrennung geht in dieser neuen Lage entsprechend zurück und damit sinkt auch der Blutfettspiegel.

Woher nimmt nun der Organismus die Eiweißstoffe für die Energiegewinnung? Genaueste Untersuchungen, einschließlich des Verhaltens der Körpergewichts, des Wasserumsatzes (mit radioaktiven Isotopen), des Fettumsatzes, des Stickstoffgleichgewichts und des Grundumsatzes, zeigen, daß der durchschnittliche Gewichtsverlust bei fünf Fastern sich wie folgt zusammensetzte: 5 kg Fett, 3 kg Wasser, zirka 1 kg Eiweiß. Ein Kilo Eiweiß ist recht viel, und da, wie aus früheren Fasten- und Hungeruntersuchungen bekannt ist, bei Fastern und Ausgehungerten die inneren Organe, Herz, Leber, Nerven und Muskulatur, selbst nach langer Nahrungsenthaltung nur in unerheblichem Ausmaße verbraucht sind, da ferner jede wissenschaftliche Grundlage für die Annahme fehlt, der Körper könne Überschußeiweiß zum Gebrauch in späteren Mangellagen als Vorrat anlegen (JAMA 187, 699, 1962), so müssen wir annehmen, daß *diese beim Fasten offenbar verbrauchte Eiweiß-«Reserve» aus den im Bindegewebe* (Mesenchym) *aufgespeicherten mehr oder weniger toxischen Stoffwechselprodukten* (Schlacken) *des intermediären Stoffwechsels besteht.* Diese Stoffwechselschlacken – Xantinderivate – kann der Körper nur in begrenzter Menge pro Zeiteinheit aussondern, so daß sie in «normalen» Zeiten der Eiweißüberfütterung ständig produziert und da laufend leichter verwertbare Nahrung zugeführt wird – ungenutzt in die Ausweichstation Bindegewebe abgelagert werden, wo sie als direkt schädliche Fremdstoffe die vitalen Funktionen dieses regulatorisch wichtigen Gewebes beeinträchtigen. Die Häufung dieser toxischen Stoffwechselschlacken im Mesenchym kann offenbar nur durch eine sehr knappe und relativ eiweißarme Vollwertkost verhindert und durch Fasten entfernt werden. Diese Metaboliten werden von einigen Physiologen *(R. B. Fisher,* Oxford, *Korenchevsky,* London, und *Brull,* Liège) als Grundursache der meisten unserer sogenannten Zivilisations-

35

krankheiten und des vorzeitigen Alterns angesehen. Wenn wir weiter mit gutem Grund annehmen, daß einiges von dem beim Fasten verbrauchten Eiweißes aus dem Bindegewebe des Herzens und der Blutgefäße stammt, haben wir auch die Erklärung dafür, daß die Funktion dieser Organe sich verbessert und daß der Blutdruck sinkt. Auch die Tatsache, daß *nach 10 Tagen Fasten der Milchsäurespiegel des Blutes noch normal war* (von 12 auf 8,1 Millimo 1/100 ml Blut gesunken), beweist, daß *sogar noch Glykogenreserven in der Muskulatur vorhanden* waren.

Die Ergebnisse der Blutuntersuchungen vor und nach dem Marsch waren durchwegs normal. So zum Beispiel das *Hämoglobin* und die Zahl der *weißen und roten Blutkörperchen*. Die Zahl der ersteren (Leukozyten) war bei einigen der besten Gänger auffallend niedrig (1200), was mit Hinsicht auf ihre völlige Gesundheit und ihr Wohlbefinden nicht als pathologisch sondern eher als *erfreuliches Unnötigsein eines Aufmarsches der Abwehrkräfte* gewertet werden muß. Geringe Erhöhungen der Leukozyten (bis 9000) und der Senkungsreaktion (25 mm/h) dürften mit Sehnenscheiden- und Venenentzündungen in alten Krampfadern zusammengehangen haben. Der eine Faster, der die akute *rheumatische Entzündung* bekam, hatte am ersten Tag 12 mm, am fünften Tag 42 mm/h (und 39 °C Fieber) und war am elften Tag, *subjektiv und objektiv völlig ausgeheilt* durch die Fastenkur: nur noch 16 mm Senkung (und Fieberfreiheit und Leichtigkeit beim Marschieren mit den noch vor drei Tagen geschwollenen Knien und Füßen).

Die *Leber*proben GOT (Glutaminoxalessigsäure-Transaminasen) und GPT (Glutaminbenztraubensäure-Transaminasen), die hochempfindlich sind, waren bei allen völlig normal, d. h. also, daß die Leber, trotz stärkster Belastung bei der einseitigen «autokannibalischen Fleischkost» keinerlei Schaden erlitten hatte.

Die *Elektrolyten* verhielten sich durchwegs normal, abgesehen von etwas niedrigen Serumchloridwerten, was man auf *Salzmangel* deuten könnte, obwohl sonst keinerlei Anzeichen von Salzmangel vorhanden waren. Auch die sogenannte *Alkalireserve* verhielt sich normal und verleugnete die befürchtete Hungerazidose! Die Serum-*Harnstoffwerte* waren leicht erhöht, was mit der ebenerwähnten autokannibalischen Fleischdiät zusammenhängen dürfte. Der *Rest-Stickstoffgehalt* im Blut war normal, ebenso die *Kreatinin*werte, auch im Urinsediment keine pathologischen Veränderungen, somit *keine Anzeichen von Nierenschädigung* (wie 1954, doch damals reversibel). Sehr interessant sind auch die *Eiweiß- und Cholesterin*-Befunde im Serum. Das *Serumeiweiß* war bei allen Fastern in normalen Grenzen, sowohl vor wie nach dem Fasten und noch dazu *auffallend hoch bei den Vegetariern, die doch immer als Eiweißmangel-gefährdet hingestellt werden!* Dies trotz völlig abgebrochener Eiweißzufuhr! Das erinnert uns wieder einmal an die bedauerliche Tatsache, daß die Menschen des Westens nicht an Eiweißmangel, sondern an Eiweißüberfütterung leiden und dies zu allem hinzu noch in einer Welt des Hungerns und des Eiweißmangels bei der Mehrheit der Erdbevölkerung.

Das *Serumcholesterin*, das bei den überernährten Weißen (jedoch nicht bei den Vegetariern) normalerweise zu hoch und zudem eng mit den bei uns so häufigen

Herz- und Kreislaufkrankheiten korreliert ist, zeigte ein *stetes Absinken bei allen Versuchsteilnehmern. Die vierzehn Vegetarier hatten jedoch schon vorher durchwegs auffallend niedrige Werte,* 150 mg/100 ml auf 110 mg/ml, die Nichtvegetarier 250 auf 180! Einer der letzteren hatte 335 vorher und 210 nachher, möglicherweise war er schon ein Herztodkandidat gewesen. Auch die Serumcholesterin-Verlaufskurven zeigen eindrucksvoll den *guten Effekt des Fastens auf die bei uns so häufigen Herz- und Kreislaufkrankheiten.*

Abschließend möchte ich zusammenfassen: Warum haben wir diesen anstrengenden und in den Augen vieler als unsinnig erscheinenden Strapazenmarsch durchgeführt? Deshalb, weil wir an die Heilkräfte der Natur in uns glauben, die weithin unbekannt und unbeachtet sind. *Wir wollten diese Heilkräfte und Kraftreserven im Menschen der Welt einmal klar vor Augen führen, wie sie sich beim Fasten so eindrucksvoll manifestieren, wenn der Mensch sich aufgrund seiner geistigen Fähigkeiten einmal aus freien Stücken eine Zeitlang jeglicher Nahrungszufuhr enthält.* Wir wollten weiterhin zeigen und beweisen, daß das *Fasten keinerlei Risiken für gesunde Erwachsene mit sich bringt, nicht einmal bei größter körperlicher Belastung,* um eines der schwersten Vorurteile unserer Zeit zu beseitigen. Weiterhin wollten wir die Möglichkeit nutzen, durch die große Publizität, die der Fastenmarsch auf sich lenkte, *die Öffentlichkeit nachdrücklich auf die prophylaktischen und therapeutischen Möglichkeiten des Heilfastens hinzulenken,* das ja hierzulande noch fast ganz unbekannt ist. Wenn die Leute und wenn die Ärzte erst einmal wissen, daß Fasten relativ ungefährlich ist, dürften sie gewiß auch eher bereit sein, diese Heilmethode bei manchen Krankheiten einzusetzen, natürlich unter Bedingungen, die dem Fastenden sehr viel freundlicher sind, als ein so anstrengender Marsch. Wir haben auch bewiesen, daß das Fasten keine exklusive Sache etwa nur für Vegetarier ist, sondern auch von Nichtvegetariern vorzüglich vertragen wird und sich sogar außerordentlich gut zur Einleitung einer Diätumstellung eignet.

Wir wollten speziell die medizinische Forschung für das Fasten interessieren, und wir glauben, daß uns dies gut gelungen ist. Kurz danach wurden die ersten klinischen Fastenversuche an Übergewichtigen in der Stockholmer Universitätsklinik unternommen. Genaue Daten, Einzelheiten und Auswertungen der Untersuchungsergebnisse werden demnächst in schwedischen Fachzeitschriften und im amerikanischen Journal «*Metabolism*» veröffentlicht. Das *British Medical Journal* kam am 19. Dezember 1964 mit einem erfreulichen Kommentar über den zweiten Fastenmarsch heraus. Man rügte die modernen Forscher, die ein ganzes Leben damit verbringen können, irgendeine Seitenkette eines Eiweißmoleküls zu erforschen, ohne sich für die praktischen Konsequenzen der Ernährungsforschung für die Volksernährung und die Volksgesundheit zu interessieren. Die Forscher, so stand da, verschanzten sich hinter der charmanten Formel *«eine gute gemischte Kost»* – aber wer bekomme schon eine «gute gemischte Kost»? Man könne offenbar mit sehr wenig auskommen. Man empfahl, die bevorstehenden Weihnachtsmahlzeiten lieber zu überspringen.

Mit der Durchführung des mittels unzähliger Untersuchungen verifizierten zweiten Fastenmarsches von 1964 haben wir zwingend bewiesen, daß das Fasten im allgemeinen nicht nur nicht gefährlich ist, sondern sogar von gesundheitlichem Nutzen für sogenannte gesunde Menschen sein kann. Wir haben auch darauf hingewiesen, daß schon eine erhebliche wissenschaftliche Arbeit über das Heilfasten geleistet worden ist und daß bereits ein gesichertes Wissen darüber existiert, daß Heilfasten eine hochwertvolle Behandlungsmethode ist bei vielen, vielleicht bei den meisten modernen Krankheiten. Wir haben damit unseren Beitrag geleistet und hoffen, daß die Ärzte und die Kranken in aller Welt die Folgerungen daraus ziehen werden und das Werk weiterführen.

Nachwort der Redaktion: So unnatürlich, wie es dem pausenlos ernährten Menschen dieser Zeit erscheint, ist ein solcher Fastenmarsch durchaus nicht. In der Million Jahre menschlicher Frühzeit hätten wir gar nicht überleben können, ohne die in uns angelegte Fähigkeit, nahrungslos suchend weite Strecken zu wandern, bis wir endlich wieder etwas Genießbares fanden. Dafür muß der Menschen eingerichtet und befähigt worden sein. – Zum Unterschied zwischen *Hungern und Fasten:* Das Hungerödem entsteht weniger bei «keine Nahrung» als bei «zu wenig und falsche Nahrung» (salzige, verkochte KZ-Suppe!).

Fasten-Hilfe

Man sagt heute nicht mehr «Fasten», das klingt fast etwas zu «religiös» oder «unwissenschaftlich», sondern «Nulldiät». Das entspricht auch dem Zug der Tendenz – excuse me: dem «wissenschaftlichen» Trend –, alles Menschliche zu mathematisieren. Aber Nulldiät ist in Wirklichkeit zu eng und schließt begrifflich das Säftefasten aus, also jene Formen des Fastens, welche Heilqualitäten zuführt, die in der Regel fehlen und dringend nötig sind (Enzyme, Mineralstoffe, Vitamine, Ausgleichsmineralien), aber die Kalorien nicht ganz auf Null sinken lassen. Das ist immerhin zu bemerken, weil Fasten immer mehr auch für Kinder aller Altersstufen nötig wird, nachdem die Überernährung zunehmend zu Fettleibigkeit statt nur zu Akzeleration und Längenwachstum führt. So schreibt *Prof. Hans Ditschuneit* (Ulm): «Adipositas stellt immer mehr eine gesundheitspolitische Herausforderung dar. Im Gegensatz zu früher sind heute oft auch schon Kinder betroffen.» In einem Großversuch mit Menschen teils mit, teils ohne klinische Aufsicht, stellte er (Vortrag 82. Tagung d. D. Ges. f. Inn. Med., «Selecta» 8. 11. 76, S. 4294/5) fest, daß nicht nur die Fettmasse zuerst rasch, dann langsamer zurückgeht, sondern auch (nach Wendt vor allem erwünscht) «die fettfreie Körpermasse», d. h. der Eiweißmüll, meßbar an der Ausscheidung von Gesamtstickstoff und daß daraus «keine Gefahr für die Gesundheit» entsteht (nach Wendt sogar der Hauptgewinn). Die Kreislaufregulation bleibt ausgeglichen. Der Blutdruck sinkt leicht ab. Wichtig sei nur, daß genug Flüssigkeit aufgenommen wird, weil sonst ein starker Anstieg von Harnsäure, Kreatinin, ein Harnstoß (Eiweiß-Abbau!) und Azidose auftritt. Die Flüssigkeitsaufnahme soll 3, die Urinausscheidung 2 Liter nicht unterschreiten. Die Frage des allmählichen Diätaufbaus bei Fastenbeendigung wird im Referat nicht berührt. (Siehe u. a. B-B-Handbuch 5 «Rohsäfte- und Rohkostkuren».)

«Sowohl der Wissenschaftler wie die Wissenschaft an sich sind menschlich. Die Wissenschaft verdient nicht den weitverbreiteten Ruf absoluter Tatsachen-Begründetheit, nicht den Ruf voller Objektivität, unbegrenzter Präzision, und auch nicht den Ruf, unabänderlich, dauerhaft, erkenntnismäßig unausweichlich und unangreifbar zu sein. Sie hat nicht mit Gewißheiten, sondern mit Wahrscheinlichkeiten zu tun. Ihrem Wesen nach ist sie ein sehr menschliches Unternehmen, gefärbt von allgemeinen Vorstellungen und etwas Veränderliches wie alle menschlichen Betätigungen. Selbst die eindruckvollsten Methoden, die sie entwickelt hat, sind nur Verbesserungen von Beobachtungs- und Zerlegungsverfahren, welche die Menschheit schon immer verwendet hat.»
Prof. Dr. Warren Weaver, Rockefeller Foundation, in der Präsidialrede zur Vereinigung zwecks Förderung der Wissenschaften 1956.

«Wandelnde Leguminosen»

Eiweiß-Synthese im Darm

Erstaunliches haben wir, Unglaubliches für die offizielle Ernährungslehre erfahren: die lange Zeit herabgesetzte und verpönte Kartoffel wurde zur Lieferantin des biologisch höchstwertigen Eiweißes erklärt, zu einem Nahrungsmittel, das fast oder ganz für sich allein imstande ist, volle Gesundheit und Leistungsfähigkeit, soweit es auf die Eiweißversorgung ankommt, dauernd zu gewährleisten. Was nun folgt, ist noch erstaunlicher.

Es handelt sich um Forschungsergebnisse, die so umstürzend sind, daß die Fachwelt, so sollte man meinen, nicht anders können wird, als ihnen größte Beachtung, Diskussion, weitere Nachprüfung und entsprechende praktische Folgerungen zuzuwenden. Ja es könnte und müßte sogar eine Welt-Pressesensation daraus werden. Indessen lauten sie allem bisher Gewußten und Geglaubten und dem Gesamtsog von Fachmeinung und Zeitgeist derart zuwider, daß wir besser damit rechnen, daß sie in den Hades des Geheimarchivs verschwinden, wo schon so viele wichtige, aber unkonforme Ergebnisse ernster Forschung auf ihre Wiederentdeckung warten. Oder wird dieses Mal die Heilige Jungfrau von Guadelupe ein Wunder tun.

Es handelt sich um den Forschungsbericht «*The Human Intestine as a Potential Contributer of Utilizable Protein to the Human Diet*» von *H. Kruijswijk* vom Institut für Tropenhygiene in Amsterdam, erstattet im Auftrage von *Prof. Dr. H. A. P. C. Oomen*, Amsterdam, *E. H. Hipsley* und *M. Gorden*, Australisches Institut für Anatomie in Canberra, und *E. H. Strenger*, Biochemisches Laboratorium des Unser-Frauen-Hospitals in Amsterdam in der Fachschrift «*Voeding*» (30/5, 1969, S. 225–230).

Prof. Oomen, der die Forschung leitete, ist uns kein Unbekannter. Im Juli 1967 haben wir bereits aus «*Voeding*» (Januar 1967) seine Entdeckung im Binnenhochland von Neuguinea besprochen, daß dort Papuavölkerschaften kräftig und gesund leben bei einer Gesamtzufuhr an Kochsalz von nur 0,1 statt 10 g NaCl pro Kopf und Tag, also bei einem Hundertstel dessen, was unsere Lehrbücher als notwendig erachten. Die Nieren haben bei diesen Menschen eine derart großartige Wiedergewinnungsfunktion abgehenden Kochsalzes erlernt, daß diese unglaublich geringe Zufuhr vollauf genügt.

Oomen (Amsterdam) und Hipsley (Canberra) haben zusammen die Völkerschaften der noch wenig erforschten Rieseninsel Neuguinea und ihre eigenartigen Ernährungsverhältnisse studiert. Sie sind dann darauf ausgegangen, unter ihnen jene auszuwählen, die die beste Gesundheit und den muskulösesten Körperbau aufweisen. So stießen sie auf eine Völkerschaft am Mt. Hagen, welche in einer Höhe von 1200–2200 Metern über Meer und äußerst einseitig vegetabil lebt, wobei Süßkartoffeln (Bataten verschiedener Arten. Ipomoea batata, Knollen bis 2 Kilo schwer) je nach Jahreszeit 75 bis 95% der Gesamtnahrungsmenge ausmachen – Erwachsene rund 1½ Kilo – und der Rest aus anderer eiweißarmer Pflanzennahrung besteht, bis auf seltene festliche Ausnahmegelegenheiten, auf die wir noch zurückkommen werden. Dazu kommt, wie gesagt, daß diese Menschen im Tag statt 10 nur ein Zehntel Gramm Kochsalz zu sich nehmen.

Nun legte die prächtige Gesundheit und Körperbeschaffenheit dieser Bevölkerung zwingend nahe, daß sie doch irgendeine andere Eiweißquelle besitzen müsse. Vielleicht hatte sie eine noch unbekannte, besonders eiweißreiche Batatenart (Bataten enthalten nicht mehr als 1,1% Eiweiß). Aber das war nicht der Fall. Vielleicht verfügten sie über eine besonders eiweißreiche Blattgemüseart. Auch diese Annahme bestätigte sich nicht. Batateneiweiß ist überdies, und erwies sich auch in diesem Falle, als biologisch minderwertig, weil einige schwefelhaltige Aminosäuren und das Lysin mangelhaft vertreten sind (Kartoffeln enthalten 2% Eiweiß und dieses ist von biologisch optimaler Qualität). All das mußte eine stark negative N-Zufuhrbilanz ergeben. Eine solche bestand tatsächlich, wie die Analysen ergaben, als Oomen und Hipsley während 76 Tagen die gesamte Nahrungszufuhr und die gesamten Ausscheidungen von 28 Individuen beiderlei Geschlechts, die möglichst repräsentativ für die ganze Bevölkerung ausgewählt worden waren, auf Menge und Zusammensetzung untersuchten. Es bestand eine krasse Eiweißunterversorgung, genau gesagt nur 15–20 g/Tag, und dennoch war keine Spur zu finden von all den vielen Mangelerscheinungen, die an ungenügend mit Eiweiß versorgten Entwicklungsvölkern, Hungernden und Konzentrationslagerinsassen beschrieben worden sind, weder Blutarmut, noch Ödeme, noch Infektanfälligkeit, noch Kwashiorkor usw., sondern es bestand strotzende Gesundheit und Kräftigkeit.

Man denke einen Augenblick nach. In der Bundesrepublik verkündete der Hauptsprecher der Ernährungswissenschaft, in unserem Zeitalter sollte der Mensch eine der Höhlenjägerzeit entsprechende Ernährung, eine vorwiegend tierische Eiweißmenge erhalten, von 200 Gramm pro Tag und mehr. In Sowjetrußland verlangte ein führender Ernährungsphysiologe ein Minimum von 143 Gramm pro Tag, wovon die Hälfte tierisches Eiweiß sein müsse. Die meisten ernährungsphysiologischen Schulen folgten dem Food and Nutrition Board des Nationalen Forschungsrates in Washington, welcher ein Minimum von 60–70 Gramm pro Tag empfahl, wovon mindestens ein Drittel tierischen Ursprungs sein sollte. Am Busen der Welternährungsorganisation FAO, wo man es nicht mit der Wohlstandsgesellschaft, sondern mit den Unterentwickelten zu tun hat, wurden Stimmen laut, freilich ohne Weltbeachtung zu finden, nach denen eine vollwertige Ernährung auf der Basis von 35 Gramm pro Tag rein pflanzlichen Eiweißes möglich sei, wenn durch gutes Kombinieren für biologischen Höchstwert dieser bescheidenen Menge gesorgt wird. Kürzlich haben Kofranyi und Jekat sowie Schuphan für Nierenkranke die Möglichkeit vollwertiger Eiweiß-Dauerversorgung erarbeitet bei einer Menge von nur 25 Gramm pro Tag, bestehend im wesentlichen aus Kartoffeleiweiß, ergänzt durch Eieiweiß. Und dann – Tableau! – sind Oomen und Hipsley auf eine Völkerschaft gestoßen, die bei einer Tageszufuhr von nur 15–20 Gramm Eiweiß muskel- und gesundheitsstrotzend lebt, und dies seit Jahrhunderten. Da der Eiweiß-Ersatzbedarf beim Erwachsenen auf jeden Fall rund 20 Gramm pro Tag beträgt und dazu noch ein Bedarf für die Enzym- und Hormonproduktion im Körper kommt, der mit 5–15 Gramm im Tag bewertet wird (nach Auskunft, die ich bei der Encyclopaedia Britannica einholte, bestehen hierüber allerdings keine gesicherten Unterlagen), so ist klar, daß wir vor einem absoluten Defizit stehen, das von Oomen und Hipsley auf 12 Gramm pro Tag angesetzt wird. Die tatsächliche Unterversorgung im Falle der Mt.-Hagen-Bevölkerung betrage mindestens 24–44% bei den Erwachsenen und mindestens 50% bei den Heranwachsenden. Die große Frage ist nun: Wie wird dieses Defizit gedeckt? Denn Deckung ist nötig. Und sie erfolgt offenbar. Die Forscher haben diese Frage nach allen Kanten geprüft und sind zu der (schier unfaßbaren) Folgerung gelangt, daß wir es bei diesen Menschen mit einer Art «wandelnder Leguminosen» zu tun haben: *Sie vermögen Stickstoff aus der Luft mit Hilfe der Darmflora zu binden und für den Aufbau von Körpereiweiß zu verwerten.* Alle anderen Möglichkeiten konnten ausgeschlossen werden.

Normalerweise schluckt jeder Mensch täglich 1–2 Liter Stickstoffgas mit der Luft, das aber unverwertet wieder abgeht. Die Hochlandbevölkerung von Neuguinea aber hat indessen eine Darmflora, die reich ist an einem Bakterium, welches Stickstoff binden und verwerten kann, ähnlich wie das in den Knöllchen von Leguminosen geschieht. Es ist das das *Clostridium perfringens C.* Überdies enthält ihr Blut Antikörper, die anzeigen, daß das erwähnte Clostridium bei Abwehrvorgängen ein Rolle spielt. Stickstoffbindung durch Darmbakterien erfordert allerdings ein anaerobes (sauerstofffreies) Darmmilieu. Wie ein solches in diesem Falle erreicht wird, wo doch mit der Schluckluft auch ziemlich viel Sauerstoff unvermeidlich in den Darm gelangt, ist den Autoren herauszufinden nicht gelungen. Sie erwähnen nur, daß die Nahrung der Mt.-Hagen-Bevölkerung reich an Vitamin C ist und daß C-Reichtum das Erfordernis «anaerobes Milieu» mildert. Aus unserer Kenntnis läßt sich hinzufügen, daß Enzymreichtum der vermutlich schonend erhitzten und ergänzenden Frischkost durch starke Sauerstoffbindefähigkeit der Enzyme für ein weitgehend anaerobes Darmmilieu sorgen könnte. Das wäre zu prüfen; aber nur unter dieser Bedingung ist ja das reiche Gedeihen der Clostridium-Bakterien denkbar, welche den Stickstoff binden und verwerten, so daß der «Eiweiß-Gap» gedeckt wird (nach Oomen 12g/Tg).

Kruijswijk gibt zu, daß noch weitere Untersuchungen notwendig sind, um diese Entdeckung in allen Einzelheiten abzuklären und zu sichern, und bemerkt: «*Wir wissen im allgemeinen sehr wenig über die genaue Rolle der Darmflora beim gesunden Menschen.*» Das Gewicht dieser Feststellung scheint mir vor allem auf dem Wort «gesund» zu liegen, denn ein führender Ernährungsphysiologe bemerkte wohl nicht leichthin, daß es heute bei uns fast unmöglich sei, eine gesunde Darmbakterienflora zu finden.

Bemerkenswert ist noch an dem Bericht, daß dieses selbe Clostridium, das durch Stickstoffbindung die Eiweißlücke nicht nur mengenmäßig füllt, sondern offenbar auch die Qualitätsmängel ausgleichen hilft und somit die strotzende Gesundheit ermöglicht, unter bestimmten Umständen bei denselben Menschen auch eine schwere Krankheit hervorrufen kann. Das sei bei jenen sehr seltenen Ritualfesten der Fall, bei denen die gewohnte Kost durch ein üppiges Mahl mit Schweinefleisch unterbrochen wird. Dann scheine das Clostridium perfringens C auf einmal bösartig zu werden und ruft die gefährliche «*Pig-bel*»-Krankheit hervor, eine Gewebszerstörung im Leerdarm-Abschnitt des Dünndarms *(necrotizing jenunitis)*.

Die Entdeckung der Forscher Oomen und Hipsley und ihre Ausarbeitung eröffnet eine merkwürdige und hochinteressante Lebensmöglichkeit des Menschen, die bisher unbekannt war, aber offenbar seit vielen Jahrhunderten funktioniert. Die Frage ist nun, ob und wie, vielleicht von der Entwöhnung an, die Darmfunktion in diesem Sinne eingeübt und eine reiche Population dieses Clostridiums im Darm unterhalten werden kann. Man denke, was für Möglichkeiten sich damit für Nierenkranke und vor allem für die Bewältigung der anwachsenden Welthungerkrise eröffnet!

«Eine gute Speise, fast wie Fleisch»

Aufbau besten Eiweißes aus Luftstickstoff im menschlichen Darm gesichert

Die bisher umwälzendste Annahme im Bereich der Eiweißlehre – hier unter dem Titel «Wandelnde Leguminosen» (1969, 441ff.) gemeldet – hat sich inzwischen als Tatsache bestätigt: *1) Nahrungseiweiß kann aus freiem Stickstoff im Darm des Menschen durch Bakterien derart ergänzt werden, daß* (bei kalorisch ausreichender Kost, die viel zu wenig Eiweiß und dazu noch sehr minderwertiges zuführt) *nicht nur jene schweren Eiweißmangelfolgen ausbleiben, die nach den FAO/WHO-Weltexperten[1] im Falle der Minimumunterschreitung (unter 30–35 g «bei allen außer sehr wenigen Individuen») eintreten müßten, sondern daß sogar eine blühende Gesundheit und hohe Leistungsfähigkeit gesichert wird als Norm bei einer Millionenbevölkerung, 2) nicht nur in geschützter, komfortabler, sondern in rauher Umwelt, 3) nicht nur bei abwechslungreicher gemischter, sondern bei sehr einseitiger, monotoner, rein pflanzlicher Kost, 4) nicht nur bei geringer, sondern bei sehr anstrengender körperlicher und sportlicher Betätigung und 5) nicht nur bei Erwachsenen, sondern – was am erstaunlichsten ist – auch bei heranwachsenden Kindern und Jugendlichen und sogar bei schwangeren und stillenden Frauen mit ihrem erhöhten Eiweißbedarf[2].*

Die Entdeckung geht ursprünglich auf die Ernährungsforschungsexpedition von *Hipsley* und *Clements* (Canberra) im Jahre 1947[3] zurück, die, besonders in den letzten Jahren, weitere Forschungen veranlaßt hat, die alle einem sehr ungewöhnlichen Ernährungs-«Ökosystem» und «dynamischen Gleichgewicht» der Bevölkerung im Innern von Neuguinea galten, einer Bevölkerung, die bis vor kurzem, von einigen Küstenorten abgesehen, wenig bekannt und von Zivilisationseinflüssen praktisch verschont seit unergründeten Zeiten in ihrer besonderen und, wie sich nun zeigte, für die Ernährungsforschung völlig paradoxen Weise lebt. Da die technisch-merkantile Zivilisation derzeit auch dort einzudringen begonnen hat, war allerdings für die Forscher höchste Eile geboten, wenn sie das Phänomen in seiner Reinheit noch erfassen können sollten.

Neuguinea ist eine Insel zwischen Australien und dem Äquator, eine große Insel, fast ein Kontinent. In unserer Schulatlasperspektive erscheint Neuguinea etwa in der Größenordnung von Sardinien oder höchstens Madagaskar; aber diese «Insel» reicht in Wirklichkeit in der Breite so weit wie von Antwerpen nach Venedig und in der Länge so weit wie von Bordeaux nach Istanbul.

Auf diesem kleinen Kontinent gibt es drei Hauptklimazonen: 1) das sumpfige Küstentiefland, 2) das grasige Hügelland im Innern, und 3) das relativ kleine Regenwald-Hochland im Gebirge, das uns hier besonders interessiert. Allein in diesem Hochland lebt, obwohl die Bevölkerung in isolierten «Dörfern» von nur 100–300 Einwohnern verteilt ist, schätzungsweise mehr als eine Million Menschen von hochentwickeltem Landbau, und ihre Nahrung besteht, obwohl die Leute viel mehr verschiedene Nährpflanzen praktisch kennen als wir, normalerweise zu 80–90% aus Süßkartoffeln (Bataten, Hipomea). Alles andere – Zuckerrohr, Sprossen, junge grüne Blätter, Bananen, Palmenmark, Nüsse, Erdnüsse u. dgl. – liefert als geringer und gelegentlicher, meist roh genossener Zustupf nur 10–20% der Gesamtnahrung neben den (auf Steinen erhitzten) Bataten. Tierische Nahrung fehlt praktisch ganz.

Bataten (Süßkartoffeln) schmecken zwar angenehm – vor 300 Jahren nannte *Rumphius* diese länglichen Knollen *«eine gute Speise, fast wie Fleisch»*, aber Fleischspeisen enthalten mehr als 20%, Bataten dagegen nur ½–1% Eiweiß, und in den Qualitätstabellen rangiert Fleischeiweiß fast so hoch wie das als 100 angenommene Ei-Eiweiß, Batateneiweiß hingegen nur mit 52! Mit den geringen Ergänzungen an Eiweiß aus den erwähnten 10–20% der übrigen Nahrung zusammen kommt bei diesen Menschen eine *Gesamteiweißzufuhr von nur 9–24 g* im Tag zustande und dabei handelt es sich auch noch um *«Roheiweiß»*, wovon nur 60–80% verwertbar sind. Das ergibt eine echte oder Reineiweißversorgung, die kaum den halben Minimalbedarf deckt und bei der man überdies angesichts der mengenmäßig geringen Ergänzungen des minderwertigen Batateneiweißes, auch unter Berücksichtigung möglicher Qualitätsgewinne durch Kombination, niemals auf die volle Wertigkeit zu gelangen hoffen kann.

Nun haben die genaueren Untersuchungen an dieser Bevölkerung überdies gezeigt, daß von der offensichtlich ungenügenden Zufuhr noch 8–14 g Eiweiß mit dem Stuhl abgehen, das überdies nicht Roheiweiß ist, sondern Reineiweiß von erstaunlich hoher biologischer Qualität, und daß *der täglich abgehende Stuhl fünfzehnmal mehr* (und viel besseres) *Eiweiß abführt, als die 1,4–2 kg Bataten enthalten.* Dabei ist auch noch zu bedenken, daß weiteres Eiweiß mit dem Urin und mit Hautabschilferung und Haarabgang den Körper verläßt. Das rechnerische Eiweißdefizit ist also so groß, daß man sagen kann: der Organismus dieser Menschen wird durch die Nahrung mit Eiweiß praktisch überhaupt kaum und jedenfalls äußerst ungenügend versorgt. Woher denn aber sonst?

Die Antwort ist jetzt bekannt. *Mehrere eingehende Untersuchungen haben*

45

es nachgewiesen: der Körper dieser Batatenesser wird im wesentlichen durch eine besondere Bakterienflora im Dickdarm mit Eiweiß versorgt, richtiger ausgedrückt: mit Aminosäuren, und zwar mit besonders wertvollen Aminosäuren, synthetisiert aus dem im Darm vorgefundenen Luftstickstoff.

Dies erklärt, weshalb es *Luyken* mißlang, durch Zugabe von in Bataten defizitären Aminosäuren oder Zugabe von hochwertigen Eiweißarten bei diesen Menschen irgendeine Verbesserung der Eiweißbilanz zu erzielen, als er im Jahre 1964 bei ihnen auf die so extrem negative Eiweißbilanz verbessernd einzuwirken suchte.

Bergersen und *Hipsley* haben 1970 *das Vorhandensein von stickstoffbindenden Bakterien im Darm der Batatenesser im Hochland von Neuguinea nachgewiesen,* und die Zweifel, ob die so gebildeten Aminosäuren vom Dickdarm aus in Blut und Lymphe übergehen, haben sich als unbegründet erwiesen. Die Leistung dieser speziellen Bakterien in der Synthese von Aminosäuren muß bedeutend sein, wenn man bedenkt, wie viel Eiweiß mit dem Stuhl der Batatenesser abgeht und welcher Leistungen ihr Organismus dennoch fähig ist.

Und nun kommt die vielleicht wichtigste Feststellung: alles läuft darauf hinaus, daß *ein unkonzentrierter, breiig-massiger, stärke- und faserreicher Darminhalt vorhanden sein muß, wenn die spezielle stickstoffbindende Bakterienflora im Darm gedeihen können soll,* eine Stuhlmasse, die den Bakterien «eine enorme innere Oberfläche», wie Oomen sich ausdrückt, bietet. Eben dies ist bei der Batatenkost ausgeprägt der Fall, welche übrigens, wie festgestellt werden konnte, in diesem massigen Stuhl bemerkenswert vollständig verdaut wurde. Ähnlich ist es beim Taro und beim Yams, und kaum viel ungünstiger dürften die Verhältnisse bei Kartoffelkost sein. Die Frage ist damit gestellt, ob dieser Umstand nicht zum Gelingen des klassischen Kartoffelkost-Versuchs von *Kon* und *Klein* (1970, 75ff.)[4] und jenem von Hindhede und Madsen (1961, 261ff.)[5] beigetragen hat.

Bemerkenswert ist sodann, daß die Neuguinea-Hochlandbewohner mit ihrer einseitigen (80–90%) Batatenkost ausgesprochen zufrieden sind. Sie lieben den Geschmack der Süßkartoffeln, erzielen eine offenbar befriedigende Sättigung und Magenfüllung bei so geringer Kalorienzufuhr, wie das für das physiologische Bedürfnis des Körpers gerade ausreicht, ohne Überschuß, und sind dabei nicht weniger leistungsfähig als wir reichlich und gemischt ernährten Wohlstandsbürger, ja eher leistungsfähiger.

Bataten sind reich an *Vitamin C, Karotin (Provitamin A), Eisen, Kalzium* und vor allem *Kalium.* Es handelt sich um eine stark basenüberschüssige Nahrung, die auch ungewöhnlich arm an *Natrium* (NaCl-Zufuhr im Tag nicht mehr als 0,07–0,12 g!) und an *Fett* (Fettgehalt der Bataten: 0.2%) ist. Mit der geringen Fettzufuhr mag es zusammenhängen, daß die stellenweise vorkommende *Jod*-Armut nur geringe Folgen hat.

Die hart und hurtig arbeitenden Menschen von Hochland Neuguinea kennen zwar, wie gesagt, weit mehr in ihrem Bereich vorkommende und anbaufähige Nahrungspflanzen als wir und verstehen auch sie zu finden oder zu kultivieren (sie sind tüchtige Pflanzer); aber sie begnügen sich seltsamerweise, wie gesagt, weitgehendst mit Bataten. Sie können mehr Nahrung anbauen, aber sie tun dies nicht. Doch – sie bauen einen Überschuß von Bataten an und schleppen ihn beim Einbringen der Ernte über die beschwerlichen Gebirgspfade nachhause, aber mit diesem Überschuß füttert die Familie ihr Schwein, das fast so viel wie ein Mensch frißt, aber nicht zur Nahrung dient, sondern nur einmal im Jahr zum Krankmachen der Festteilnehmer anläßlich eines kultischen Festmahls!

Die Frage, wieso diese Menschen mit fast gar keinem Fett in der Nahrung so gut gedeihen, scheint noch nicht untersucht worden zu sein. *Getrunken wird fast nichts Flüssiges,* wohl weil bei einer so extrem salzarmen und flüssigkeitsreichen Kost kein Durst aufkommt, nicht einmal bei anstrengender körperlicher Arbeit im äquatorialen Bergklima (1200–2200 m).

Die Bataten werden auf heißen Steinen erhitzt, von der Beikost wird das meiste roh gegessen. Die Frage, ob vorwiegend erhitzte Nahrung die stickstoffbindende Bakterienflora beeinträchtige, dürfte sich nicht stellen, da der große Enzymreichtum der Rohkost zwar den Sauerstoff, nicht aber den Stickstoff der Luft an sich bindet. Wohl aber ist die Frage gestellt, wieviel unerhitzte Kost der Mensch zur Erhaltung völliger Gesundheit bei geringster Nahrungsmenge benötigt.

Bei der Entwöhnung der *Säuglinge* werden anfänglich gekaute Bateten von Mund zu Mund gefüttert.

Von irgendeinem Mangel an *Vitamin B12* konnten keine Anzeichen gefunden werden, obwohl dieses lebenswichtige Vitamin fast nur in tierischer Nahrung vorkommt. Das Vitamin wird offenbar ausreichend durch Darmbakterien gebildet und im Bereich des Dickdarms ebenfalls in Blut und Lymphe aufgenommen.

Die möglichen praktischen Folgerungen aus der Summe dieser Entdeckungen für Ernährungswissenschaft, Welternährung und Diätetik sind, wie man sich denken kann, kaum abzusehen. Wird man ihnen nachgehen? Wird man in dieser Richtung weiterforschen? Der Durst nach Wahrheit und das

Wohl der Menschheit würden es dringend verlangen, aber – irgendeine Einkommensvermehrung durch Entdeckung industriell verwertbarer Produkte oder Erlangung eines Instituts oder Lehrstuhls wird der Forschende kaum davon erwarten können, und Forschungen dieser Art erfordern Zeit und Mittel. Ohne einen Fonds, der von der Wirtschaft unabhängig wäre, dürfte es damit schwerlich vorangehen und ist damit zu rechnen, daß diese Entdeckungen im «Geheimarchiv der Ernährungslehre» liegen bleiben ...

[1] *Protein requirements.* WHO techn. rep. Ser. No 301 (WHO Genf 1965).

[2] *Ecology of Human Nutrition in New Guinea. Evaluation of Subsistence Patterns.* By (Prof. Dr.) *H. A. P. C. Oomen,* Dept. of Tropical Hygiene, Royal Trop. Inst. Amsterdam, in: *Ecology of Food and Nutrition I,* pp 1–16, 1971. Gordon and Breach Science Publishers Ltd. – *Distribution of Nitrogen and Composition of Nitrogen Compounds in Food, Urine and Faeces in Habitual Consumers of Sweet Potatoes and Taro.* By (Prof. Dr.) *H. A. P. C. Oomen,* Royal Trop. Inst., Dept. of Trop. Hygiene Amsterdam, in: *Nutr. & Metabolism 14:* 65–82, 1972 (Hr. Prof. Oomen möchte ich hier meinen besonderen Dank für die Überlassung der Sonderdrucke sagen).

[3] *Hipsley, E. H.* u. *Clements, F. W.: Report of the New Guinea Nutrition Expedition 1947.* Government Printer 1950, Sydney.

[4] *S. K. Kon* u. *A. Klein:* «*The Value of Whole Potato in Human Nutrition*» und «*The Nutritional Value of Tuberin, The Globulin of Potato*» in *Biochemical Journal.* Bd. 22.

[5] *13. Beretning frå M. Hindhedes Contor for Ernaeringsundersoegelser,* Kopenhagen 1918.

«Wohlgenährte» Bundeswehr

«Das beste an ihnen ist, daß sie nicht aussehen wie deutsche Soldaten», soll ein Holländer von den Soldaten der Deutschen Bundeswehr gesagt haben. «Sie sind genau so fett wie die Holländer» *(Selecta* 3, 15. Januar 1968). Zwar habe die Bundeswehr die Kritik, die sich an ihrer Verpflegung von ärztlicher Seite erhoben hatte, zurückgewiesen. Der Wochenspeisezettel enthalte «nur leistungsgerechte Nährwerte». Aber die Kritik doppelt nach. Tatsächlich nähmen drei Viertel der entlassenen Wehrpflichtigen die gesamte «normale» Gewichtssteigerung bis zum 32. Lebensjahr in ihrer kurzen Dienstzeit vorweg. «Wer aber in der Jugend schon viel zunimmt, wird fast unausbleiblich ein fetter Vierziger, mit allen bekannten Beschwerden und Leistungsabfällen.» Die Essensrationen seien am maximalen Kalorienbedarf eines Schwerarbeiters ausgerichtet, während das körperliche Training bei dem vorwiegend technischen Dienst und der zunehmenden Verwaltungsarbeit so gering ist, daß die Leistungsfähigkeitsmehrung minimal (3%) ist.

Wieviel Nahrung braucht der Mensch?

3500, 3200, 2500, 2100, 1700, 1400 oder 1200 Kalorien pro Tag und 70 kg

Wir sind überzeugt, Wissenschaft gehe darauf aus, die Wahrheit zu finden. Das mag so sein, wenn ein tüchtiger Nonkonformist an die Arbeit geht. In der Regel aber bestimmen Zeit- und andere Umstände in einem kaum vorstellbaren Ausmaß, was für Fragen gestellt, wie sie gestellt werden und was dabei herauskommt. Untersuchungsgenauigkeit wird dann zum Schein.

Es gibt wohl kein besseres Beispiel, um das zu zeigen, als die Frage «Wieviel Nahrung braucht der Mensch?» (um während eines langen Lebens gesund und leistungsfähig zu sein). Dabei ist das wohl die elementarste Frage, mit der sich die Ernährungswissenschaft befassen kann. Was könnte leichter sein, so meint man, als darüber ins klare zu kommen. So und so viele Kalorien im Tag (so und so viele Joules, aber wer kennt sich schon damit aus?). Und wenn man gar bedenkt, welche Riesenberge wissenschaftlicher Fachliteratur sich da seit 120 Jahren aufgetürmt haben!

Das war schon so, als die Ernährungskommission des Völkerbundes anno 1935 erstmals diese Frage mit weltweiter Gültigkeit beantworten sollte, nicht nur für die Wohlhabenden, sondern auch für die bedürftigen Völker. Dabei gelangte sie zu dem Schluß, daß der bisher mit 3500 Kal./70 kg angenommene Betrag von 3500 um 30% auf 2450 Kalorien herabzusetzen sei. Bald darauf führte die Bedrohung des Zweiten Weltkrieges den zuständigen Behördenausschuß der Schweiz, die ja als kleines Binnenland sich auf den Ausfall aller Nahrungseinfuhren einstellen mußte, dazu, nach eingehender Neuüberprüfung den Bedarfssatz auf 2150 Kal. herabzusetzen, und dieses Maß bewährte sich in der Rationierungszeit so gut, daß schwarzer Markt und Schlangenstehen praktisch ausblieben, die Leistungsfähigkeit stieg und die Krankheiten zurückgingen. Nach dem Krieg, als wieder Nahrungsfülle eintrat, ging die Nahrungsmenge, die der Mensch braucht, in den Lehrbüchern, die ja die Summe der Wissenschaft wiedergeben, wieder gegen 3000 Kal. hinauf, wozu dann selbstverständlich wie üblich noch Zulagen für besondere körperliche Leistungen angesetzt wurden. Mehr als je steht die FAO/WHO vor auseinanderklaffender Versorgung der Wohlstands- und Hungervölker, mehr als je vor einem Auseinanderklaffen der Auffassungen über den Kalorienbedarf. So bis vor kurzem.

Aber das ist nicht alles. Prof. *C. D. de Langen* in Utrecht erreichte in seinem Diabetiker-Nachsorgedienst bei vollberufstätigen Erdarbeitern, Magazinern, Plakataklebern und Monteuren dauerndes Stoffwechselgleichgewicht bei 1400–1700 Kal./Tg/70 kg, indem er ihnen eine naturvollwertige Diabetikerkost angewöhnte aufgrund seiner Erfahrungen an der Landbevölkerung Indonesiens[1]. Vielleicht war ihm auch bekannt, was *Prof. Karl Kötschau* im März 1943 in «*Die Ernährung*» geschrieben hatte: «Ich habe mein Augenmerk auf die zunächst seltsam erscheinende Beobachtung gelenkt, daß bei Zuckerkranken mit einer anscheinend völlig unzureichenden Kalorienmenge die gesündeste Körperverfassung erreicht werden kann, wenn man anstelle der üblichen vorwiegend entwerteten und totgekochten Diabetesdiät eine lebendige und daher vollwertige Kost treten ließ … Es ist immer wieder erstaunlich zu sehen, daß Kranke, die eine Fastenkur hinter sich haben, mit reiner Rohkost in oft erstaunlicher Weise aufzubauen imstande sind, obwohl die verabreichte Kalorienzahl gewöhnlich unter der liegt, die man zur Erhaltung des Körpergewichtes sonst für nötig hält. Wir beobachteten dies besonders bei dickleibigen Personen, die nach einer Fastenkur den Wunsch haben, ihr Körpergewicht nicht wieder ansteigen zu lassen. Es gehört schon eine sehr karge Rohkost dazu, dieses Ziel zu erreichen. Sobald auch nur geringe Zulagen wie zwei Scheiben Brot und eine warme Suppe mittags gestattet sind, steigt nicht selten das Körpergewicht schon an, ein Zeichen, daß bereits zu reichlich Kalorien zugeführt werden, obwohl dies nach den bisher geltenden Maßstäben bestimmt nicht der Fall ist. Es ist kein Wunder, daß Menschen, die sich mit einer einseitigen Mangelkost» (wie der üblichen gemischten) «ernähren, mehr Kalorien zu sich nehmen, als sie bei vollwertiger Ernährung benötigten … denn Mangelnahrung zwingt den Menschen zu vermehrtem Kalorienverzehr», um auf diese Weise den Mangel (an Vitalstoffen) nach Möglichkeit auszugleichen … Ich habe an einer genau beobachteten jugendlichen Zuckerkranken zeigen können, daß der Kalorienbedarf unter dem Einfluß einer vollwertigen Ernährung von über 3500 Kal./70 kg auf unter 2100 Kal./70 kg zurückgehen kann (also um 40 %). Ich habe außerdem bei einer wegen Fettleibigkeit Fastenden folgendes beobachten können: «Die 18jährige L. kam mit 85,6 kg zur klinischen Behandlung. Sie unterzog sich einer 21tägigen Fastenkur mit Obstsäften, in der ihr Gewicht auf 80 kg zurückging. Jetzt mußte sie danach streben, dieses Gewicht zu halten. Ich benützte diese Gelegenheit, um einmal zu prüfen, mit wie wenig Kalorien man auskommt, um das Körpergewicht zu erhalten. Dazu ist die Rohkost die geeignetste Form. Es wurde eine strenge Diätform gewählt mit Äpfeln, Rohsalaten und Buttermilch sowie etwas Nüssen und Orangen. Die tägliche Eiweißzufuhr schwankte zwischen 23 und 53 g, die Fettzufuhr zwischen 29

50

und 40 g, die Kohlehydratzufuhr bewegte sich um 170 g und die Kalorienzufuhr um 1200 Kal. Bei dieser Ernährung blieb das Gewicht 4 Wochen lang konstant. Das Mädel sah dabei blühend aus, die Augen waren nach allgemeinem Urteil blanker als je zuvor, die vielfältigen Beschwerden vor der Fastenkur wie Schwindel, Durst, Stirnhöhlenkatarrh, Blasenbeschwerden, Schulterschmerzen u. a. waren verschwunden. Die Müdigkeit, die das nach dem Urteil der Mutter sehr arbeitseifrige Mädel oft hinderte, im elterlichen Geschäft tüchtig mitzuhelfen, war restlos verschwunden. Sie ist jetzt so frisch und munter wie nie zuvor. Massieren und Bürstenmassage konnte sie vor der Fastenkur wegen zu starker Druckempfindlichkeit des Fettpolsters nicht vertragen; jetzt kann sie nicht genug bekommen.» In Kötschaus und unserer Erfahrung gibt es noch manche solche Fälle.

McCay (Cornell University) und *Hansson* (Univ. Stockholm) haben im Tierversuch zeigen können, daß bei einer Nahrungsmenge, die nur gerade den echten Bedarf deckt, jedoch bei guter Korrelation der Nähr- und Vitalstoffe, eine wesentlich bessere Gesundheit und Leistungsfähigkeit bis in ein hohes Alter entsteht, als bei reichlicher Kalorienzufuhr auch guter Vollwertkost.

[1] Een klinisch panorama van een teveel in de voeding, Geneeskundige Bladen uit kliniek en laboratorium voor de praktiek 48/III Haarlem 1957).

«Es gibt viele ausgezeichnete Spezialisten, aber Nichtspezialisten mit der Fähigkeit zur Synthese sind selten. Ihre Rolle ist von großer Bedeutung für die Leitung eines Versuchszentrums für Gesundheitsforschung.»

«Die Natur zerstört jene, die sich verwahrlosen. Der Selbstmord wählt oft eine feine und angenehme Form, zum Beispiel den Nahrungsüberfluß, die bequeme Existenz, die wirtschaftliche Sicherheit, den Mangel an Verantwortung. Niemand erkannte die Gefahr des Komforts, worin wir schwelgten, niemand sah die Gefahr der Ernährungsausschweifungen ein, welche jung und alt erfaßten.» Alexis Carrel

Die Rohkostforschungen von Eppinger und Kaunitz

I

Literaturnachweis: *Dr. med. Hans Kaunitz: Transmineralisation und vegetarische Kost.* Ergebn. d. inn. Med. u. Kinderheilkunde, Bd. 51 (1936) – *Prof. Dr. med. Hans Eppinger: Über Rohkostbehandlung,* i. Wiener Klin. Wschr. 5/26 (1938), und *id.: Die Permeabilitäts-Pathologie als Lehre vom Krankheitsbeginn* (posthum, 756 S., Springer Verlag Wien, 1949).

Eppinger, Leiter der 1. Medizinischen Universitäts-Klinik in Wien und Schöpfer der Permeabilitäts-Pathologie als Lehre vom Krankheitsbeginn, hat zusammen mit Dr. Kaunitz intensive Forschungen zur Erprobung und Erklärung der Frischkost-Heilwirkungen durchgeführt und dabei die klinische Erprobung mit eingehenden mikrochemischen Untersuchungen kombiniert. Nach drei Jahren konnte Eppinger in der Wiener Klinischen Wochenschrift über bedeutende therapeutische Erfolge und hochinteressante Erfahrungen mit der Frischkosttherapie in seiner Klinik berichten.

Der entscheidende Ort des Ernährungsvorganges

In diesem Bericht legte Eppinger Wert darauf, den Blick des Arztes zuerst auf den entscheidenden Ort in der Ernährung des menschlichen Körpers zu lenken: auf den *Stoffaustausch zwischen den Kapillaren und den Gewebszellen.* Gemeinhin wurde die Nahrungsaufnahme im Darm als das entscheidende «Betriebstück» im Zuge des Verdauungsvorganges angesehen und das letzte, das «vegetative Betriebsstück» zwischen den feinsten Blutgefäßen und den zu ernährenden Zellen, in Forschung und Lehre, weil der Beobachtung wenig zugänglich, vernachlässigt. Magen und Darm verdienen gewiß volle Beachtung; aber so lautete die neue Erkenntnis: *für Erkrankung und Gesundung entscheidender noch als Magen und Darm ist die Lage im Austausch zwischen Kapillare und Zelle,* und die allzu einseitige Beachtung von Magen und Darm in der Ernährung ist das, was zum Vorherrschen der «Schonkostidee» und des Interesses für die «Verdaulichkeit» und «Bekömmlichkeit» in der Diätetik geführt hat.

Der Stoffaustausch in dieser Endphase zwischen Kapillare und Zelle findet gleichzeitig an Billionen Stellen des Körpers statt, und die Stoffe müssen dabei jeweils zwei dünne, durch einen feinen Zwischenraum getrennte Scheidewände durchdringen: die Kapillar- und die Zellwand. In der einen Richtung, von Kapillare zu Zelle, wandern die Nährstofe aus dem Blut ins Gewebe, in der andern, umgekehrten Richtung, die Stoffwechsel-Endprodukte der Zelle ins Blut, um hernach ausgeschieden zu werden. Nach welchen Gesetzen geschieht nun in beiden Richtungen der Durchtritt durch die Scheidewände?

Das Wahlvermögen der Gewebszelle als Kennzeichen
des Lebens und der Gesundheit

Die Denkweise des Haeckelschen Zeitalters stellte sich diesen Vorgang so vor, wie er im Labor zwischen zwei verschiedenen Flüssigkeiten vor sich geht, die durch eine durchlässige Membran getrennt sind: nach dem Diffusionsgesetz. Die beiden Lösungen suchen sich kraft des Naturgesetzes durch die Scheidewand hindurch solange gegeneinander auszutauschen, bis auf beiden Seiten schließlich genau das gleiche Gemisch vorhanden ist. Von wenigen Spitzenforschern abgesehen, beherrschte nun diese Vorstellung mit geringer Variation auch noch zur Zeit von Eppingers Veröffentlichung und weitgehend auch noch heute das Feld. Und doch hatten schon vor dem Zweiten Weltkrieg mikrochemische Untersuchungen ergeben, daß der Vorgang im lebenden Körper ganz anders verläuft: gerade nicht ein Ausgleich, sondern eine Erhöhung der Gegensatzspannung wird angestrebt. *Die lebende Zelle kann gegen das Prinzip der Diffusion Stellung nehmen* – man höre: gegen das Naturgesetz, das man für absolut gültig hält. Sie kann eine eigenmächtige, für ihr gesundes Fortleben offenbar wesentliche Auswahl treffen unter den gebotenen Stoffen und die einen unter ihnen an sich ziehen, die andern aber fernhalten. Sie kann ihre eigene mineralische Zusammensetzung autonom regeln, unter den im Blut angebotenen Mineralstoffen auswählen, was ihr «zuträglich erscheint», und weitgehend ablehnen, was sie nicht «wünscht». Seltsam, diese Ausdrücke, wie ein solches Verhalten sie geradezu aufdrängt, als ob es sich um eine souveräne Instanz handeln würde, die da in der lebenden Zelle ihre Wahl trifft! Für die mechanistische Schulphysiologie ist das bestürzend. Und doch kann kein Zweifel daran bestehen, daß da ein ordnendes Prinzip am Werk ist, um es einmal so zu nennen. Worin es besteht, das können wir nicht sagen, so bemerkte Eppinger. Wir müssen es einfach hinnehmen.

Nun ist aber besonders interessant, daß dieses «ordnende Prinzip» in der Zelle sehr verschieden mächtig und wirksam sein kann: mit der Erkrankung zum Beispiel nimmt es ab, mit der Gesundung nimmt es zu, mit dem Absterben hört es ganz auf. Im Augenblick des Todes gewinnt das Diffusionsprinzip vollends Macht über den Organismus. *Das Wirken dieses Wahlvermögens in der Zelle ist,* so bemerkte Eppinger, *offenbar ein Kennzeichen des Lebens, ein Maß der Lebendigkeit und Gesundheit,* und es gibt die Möglichkeit, seine Kraft an der Höhe des Zellpotentials zu messen.

53

Der Kalium-Kochsalz-Gegensatz

Wenn wir vergleichsweise vom Flüssigkeitsaustausch durch eine Membran im Laboratorium sprachen, so stellt man sich das im Gewebe leicht zu einfach vor. Im Falle der Austauschvorgänge zwischen Blut und Zelle ist er tatsächlich unerhört vielfältig, ja von einer fast unvorstellbaren Kompliziertheit. Allein auf dem Gebiet des Mineralstoffwechsels sind die Vorgänge, die da untersucht werden müßten, kaum abzusehen. Eppinger und Kaunitz erfaßten hier einstweilen einen von ihnen genauer, der besonders klar hervortritt und mit Hilfe neuer, feiner Methoden greifbar gemacht werden konnte, den *Gegensatz Kochsalz : Kalium*, der stellvertretend einen umfassenderen Antagonismus markiert, nämlich den zwischen dem Reichtum an K und PO- bei Na-, Ca- und Cl-Armut in der gesunden Gewebszelle und dem umgekehrten Verhältnis im Blut: Na-, Ca- und Cl-Reichtum bei K- und PO_4-Armut.

Mit diesem Gegensatz stehen wir mitten in der vielbesprochenen *Kochsalzfrage:* die gesunde Körperzelle enthält nur sehr wenig Kochsalz (NaCl) und verschließt sich erfolgreich gegen alles weitere Eindringen von Kochsalz aus dem Blut. Wo aber das Diffusionsprinzip Einfluß gewinnt, da kann die Zelle das Kochsalz nicht mehr mit genügendem Erfolg abwehren. So kann die erkrankte Zelle das Kochsalz nicht mehr befriedigend vor dem Eindringen in ihr Inneres abhalten, und das ist, als Teil eines Gesamtvorganges, ein Signal dafür, daß jetzt die Mineralsalze überhaupt sich stärker austauschen (eben das ist mit «Transmineralisation» gemeint) und daß der lebensspendende Antagonismus zwischen ihnen sinkt, mit ihm zugleich die mikroelektrische Spannung, die Potentialdifferenz zwischen Zellinnerem und Zelläußerem, das Wahlvermögen und die Kraft des ordnenden Prinzips. Als dritte Erscheinung geht damit eine eigenartige Verkrampfung und ein Schadhaftwerden der Kapillargefäßwände parallel. Diese Dinge sind von Eppinger in seinem nachgelassenen Werk (1949) über die Permeabilitätspathologie mit vielen Bildern und Messungen eingehend dargestellt worden.

All das vollzieht sich nun als verborgener Anfang von Erkrankungen, welche oft erst nach Jahren klinisch erkennbar werden oder Beschwerden machen, und umgekehrt leitet das Schwinden der «Transmineralisation» das Anwachsen des Auswahlvermögens der Zelle, die Genesung ein. Darum rückt die Frage in den Vordergrund und erhält für die Heilkunde eine zentrale Bedeutung: Wie kann man diese Vorgänge therapeutisch beeinflussen? Wüßten wir, welche Ursachen das «ordnende Prinzip» in der Zelle schwächen, wir hätten den Schlüssel zur Krankheitsverhütung, wüßten wir, womit man es stärken kann, den Schlüssel des Heilens in der Hand. Diese Erkenntnis war der Ausgangspunkt der Eppinger-Kaunitzschen Forschungen.

II

Equilibrin versagt, Frischkost aber ist wirksam

Da die Potentialdifferenz als Kennzeichen der Lebendigkeit in der Zelle mit dem Schwinden der lebensspendenden Antagonismen zwischen den Mineralsalzen im Blut und in der Zelle sinkt, so lag es zunächst auf der Hand, sie dadurch zu heben, daß man in der Ernährung das Kochsalz wegließ und dafür ein Gemisch jener Mineralsalze verabreichte, die durch die beiden Hauptverteter Kalium und Phosphor vertretend bezeichnet wurden. Man stellte ein solches Mineralsalzgemisch zusammen, «Equilibrin» genannt, und verabreichte es; aber es wurde damit *«nichts Sicheres erreicht».* Eppinger und Kaunitz sagten sich, daß dieses Vorgehen wohl einer allzu grobchemischen Einstellung entsprach und der sehr viel subtileren Dynamik des lebenden Organismus zu wenig gerecht wurde, daß der Kalium-Natrium-Antagonismus wohl auch mehr ein Ausdruck als der Kern des Problems ist. Darum gingen sie von «künstlichen Mineralgemischen» zu natürlicher vegetabiler Nahrung über; in einer solchen wiegen die Mineralsalze der Kalium-Gruppe am deutlichsten vor. Sie unternahmen Versuche mit den verschiedenen vegetabilen und vegetarischen Kostformen, welche bekannt waren, so auch mit der «Rohdiät». Zu diesem Zwecke sandten sie eine Diätetin nach Zürich, welche diese Kostform am Ort ihres Ursprungs und gründlichsten Entwicklung persönlich studierte. Es zeigte sich, daß *die angestrebte Wiederaufspannung der Potentialdifferenz durch Steigerung des Mineralsalz-Antagonismus mit keiner Kostform so leicht erreicht werden konnte wie mit der Rohdiät in ihrer klassischen Form,* wie Bircher-Benner sie entwickelt hatte. Damit *«konnte erfolgreich jenen Veränderungen des Mineralstoffwechsels, die durch die Erkrankung gesetzt sind, entgegengewirkt werden, und diese Wirkung wurde im Stoffwechselversuch am kranken Menschen immer wieder festgestellt und erhärtet. Zugleich verstärkte sich wieder die Potentialdifferenz, und es war ein Sichstrecken und Normalwerden der Haargefäßchen festzustellen. Diese Erkenntnis»,* so schrieb Eppinger, *«ist von größter Bedeutung, denn sie beleuchtet so richtig den Wert der von mir bevorzugten Rohkost-Therapie».*

Zu diesem Satz ist er allerdings erst nach Überwindung vieler Bedenken gelangt, die bei ihm selbst, bei seinen Mitarbeitern und bei den Patienten bestanden.

Da war einmal die *Angst vor der Unterernährung,* die bei den herrschenden Nährwertvorstellungen zuvorderst lag. Der Patient mußte dabei ja verhungern, so dachte man. Er bekommt ja viel zu wenig Eiweiß und vor allem fast kein tierisches Eiweiß! Aber Eppinger stellte auch an der Wiener Universitätsklinik fest, daß «*dem Organismus, selbst wenn er eine kalorisch sehr arme Rohkost genießt, keine Gefahr erwächst ... auch bezüglich des niedrigen Eiweißgehaltes der Rohkost brauchen wir uns keine Sorgen zu machen, zumal gesunde Menschen, die sich ausschließlich mit Rohkost ernähren, sich vollkommen gesund fühlen und sogar sportliche Höchstleistungen vollführen können*» (damit bezog er sich auf die *Sportstudentenversuche von Prof. Dr. med. K. Eimer* an der Universität Marburg). Er konnte sich auch davon überzeugen, daß bei gleichem Eiweiß- und Kaloriengehalt der Nahrung das zugeführte *Eiweiß* bei Rohkost oder rohkostreicher Ernährung *wesentlich besser verwertet* wird und daß die Stickstoff-Bilanz dabei besser wurde.

Manche fürchteten sich auch vor *Durchfällen;* aber Eppinger fand bestätigt, was wir schon lange wußten, daß es bei sorgfältiger Rohdiät kaum je zu *Diarrhöen* kommt, daß solche dabei sogar *heilen,* daß *Rohkost* zugleich aber auch «*bei gewohnheitsmäßiger Verstopfung geradezu das Mittel der Wahl*» darstellt, und bei Herzkranken, die so oft an Stuhlverhaltung und Blähungen leiden, beträchtliche Erleichterung schafft.

Eine allgemeine Besorgnis ängstigte sich sodann vor der *vermeintlichen Unverdaulichkeit der Rohkost.* Eppinger aber stellte fest, daß in bezug auf die Verdaulichkeit der Rohkost «kein prinzipieller Unterschied gegenüber der gemischten Kost besteht». Angst meldete sich ferner vor dem Kochsalzentzug, da das Weglassen der Kochsalzzugabe zu den wesentlichen Vorschriften der Rohdiät gehört. Man hielt ja den durchschnittlichen Kochsalzverbrauch von 10 g pro Kopf und Tag für das Maß des Bedarfes und kannte noch nicht die Ergebnisse der Untersuchungen der Atomic Research Commission, welche gezeigt haben, daß der Kochsalzbedarf in Wirklichkeit zwanzigmal geringer ist *(Dahl,* J. d. ADA, Febr. 57 und Juni 58, WP 58, S. 248). Diesen Ängsten gegenüber konnte Eppinger feststellen, daß *Gesunde wie Kranke eine ungesalzene Kost in Form von Rohdiät durch viele Wochen ohne jede Schädigung ertrugen, ja daß solche Kost* «*in sehr vielen Erkrankungen fraglos günstig wirkt*».

Groteskerweise tauchte auch die Frage auf, ob die Patienten bei Rohdiät nicht gefährlich viel *Vitamine* bekämen. Das ist verständlich, wenn man weiß, daß immer wieder die Auffassung vertreten wurde, der Vitaminbedarf sei bei üblicher gemischter Kost genügend gedeckt. Unnötig zu sagen, daß von «Vitaminüberschuß-Schäden» bei Rohdiät nicht die Rede sein konnte, sondern *«durch reichliche Vitaminzufuhr ausgesprochene Erfolge bei vielen Zuständen zu erzielen sind»* und daß, wie Eppinger meinte, manche Vitamine *«geradezu spezifisch im Sinne der Wiederherstellung der Auslesefähigkeit der Zellen gegenüber den Mineralsalzen wirken».*

Zusammenfassend schrieb Eppinger, *daß Rohdiät* jedenfalls während Wochen bis Monaten gefahrlos verabreicht werden kann, daß diese Diätetik *als Behandlungsmethode auf viele Krankheiten ausgedehnt werden sollte* und daß Rohkost als *ein ausgezeichnetes Mittel* erkannt werden müsse, *um schädliche Kochsalzanreicherungen im erkrankten Gewebe herabzusetzen und die kaliumarmen Depots wieder aufzufüllen.* *«Die Rohkostbehandlung erscheint bei vielen Erkrankungen als logisch; die vielen therapeutischen Erfolge, die wir damit erreichen, können als Bestätigung unserer Vorstellung* (von ihrer Wirkungsweise) *gewertet werden.»*

Hier einige seiner Erfolgs-Feststellungen: *«Herzkranke mit mächtigen Ödemen, bei denen die unterschiedlichen Herzmittel und ebenso Salyrgan wirkungslos sind, zeigen mit Einsetzen der Rohkostbehandlung oft eine überraschende Besserung.»* Die Kochsalzausschwemmung erreichte in den ersten Rohdiät-Tagen oft 100–200 g. *«Besonders wohltuend wird von manchen Patienten die Beseitigung des lästigen Durstgefühls empfunden. Selbst bei solchen Herzleiden, wo die Rohkost zu spät kam, um noch einen überzeugenden Erfolg zu erzielen, war damit immer noch mehr zu erreichen als mit anderen Kostformen»*, und die Herzmittel, welche vorher wirkungslos geblieben waren, begannen wieder anzusprechen.

Bei *Nierenleiden* und *Bluthochdruck* fand Eppinger, daß die Heilerfolge erst beachtenswert wurden, nachdem er Eier, Milch und Käse wegließ und den größten Teil der Vegetabilien ungekocht verabreichte. *«Auch bei der Blutdruckkrankheit»*, so faßte er zusammen, *«erscheint die Verabfolgung streng vegetarischer* (rohkostreicher) *Diät durchaus angezeigt, weil wir eine andere effektvolle Therapie leider nicht besitzen und weil außerdem auch bei den Fällen, bei denen durch Rohkost keine Druckherabsetzung erzielt werden konnte, die subjektiven Beschwerden ganz beträchtlich gemildert werden.»*

Bei Leberleiden «führte die Rohkostbehandlung selbst in zweifelhaftesten Fällen noch am ehesten zu Erfolg». Bei *hochfiebrigen Infektionskrankheiten* (Lungenentzündung, akutes Rheuma, Herzentzündungen, Mandelentzündungen, Grippe usw.) lernte Eppinger *«die Rohkostbehandlung grundsätzlich anwenden. Gerade bei der Grippe schien es uns, als ob die durchschnittliche Krankheitsdauer (dadurch) abgekürzt werden könnte.»* Zum *chronischen*

Gelenkrheuma schrieb er: «*Halten die Patienten mit Geduld an der einmal eingeleiteten Therapie fest, so haben sie es nicht zu bereuen ... sehr bald merken die Patienten die Unterschiede ihres Befindens und werden allmählich begeisterte Anhänger des Regimes.*» «*Nachteilige Folgen*» der Rohkostverabreichung, «*das muß einmal ausdrücklich betont werden*», so schrieb Eppinger, «*haben wir nie gesehen. Nur mit dem anfänglichen Widerstande mancher Patienten gegen die Kost hat man oft zu rechnen. Leider stellt sich nicht selten heraus, daß bei Fällen, die man für Versager hält, die Patienten sich hinterrücks doch Fleisch, Schinken, Salz und dergleichen beschafft haben.*»

Besonders hoch schätzte er den Einfluß der Rohkost auf den Wasserstoffwechsel. Vegetabile und namentlich ungekochte Kost «wirkt zunächst außerordentlich *durststillend; sie unterdrückt das Verlangen nach Flüssigkeitszufuhr, besonders auch nach Alkohol,* und bewirkt trotzdem Harnausscheidung; so kommt es, daß die Rohkost, die selbst bei 80% Wasser enthält, dennoch direkt als Trockenkost angesprochen werden kann.»

Wenn diese Heilergebnisse der Rohdiät auch nur einen Ausschnitt aus dem, was heute an Erfahrung auf diesem Gebiete vorliegt, und an sich nichts Neues darstellen, so ist doch ihre so erfolgreiche Durchführung an der 1. Mediz. Universitätsklinik in Wien eine Bestätigung und Ermutigung für alle jene, die einer solchen Behandlung bedürfen oder sie in einer dafür unvorbereiteten Umwelt ausüben wollen. Eppingers Bericht ist zwar im Juli 1938 in der Wiener Klinischen Wochenschrift erschienen, hat aber, vom bevorstehenden Weltkrieg überschattet, bei weitem nicht die Beachtung gefunden, die er verdiente. Darum ist er hier in seinen Hauptzügen wieder bekanntgegeben worden, damit er jenen zur Ermutigung diene, die ihn nicht kannten und in ihrem festen Vertrauen auf das grundlegendste und natürlichste Heilmittel, das uns zur Verfügung steht, vielleicht durch die Äußerungen einer zeitgenössischen Fachwelt etwas unsicher geworden sind, welche davon trotz manchmal umfassenden Wissens so gut wie nichts Wirkliches kennengelernt hat.

L. N. MacLeod, Gesundheitsminister von Großbritannien bei der Eröffnung des Internationalen Krankenhauskongresses nach dem «Daily Telegraph» vom 26. Mai 1953: «Wir haben glänzende Einrichtungen für die Behandlung von Krankheiten; was wir aber brauchen, das sind glänzende Einrichtungen zur Förderung der Gesundheit! Von Spitälern als von Krankheitspalästen zu denken, ist überholt. Das Krankenhaus muß ein Zentrum für die Erziehung zu gesunder Lebensordnung werden.»

Längst fällige Neuprüfung der Naturheilkunde

Blicken wir zurück. Zugleich mit dem Aufstreben und den glänzenden Erfolgen der naturwissenschaftlichen Richtung der Heilkunde im Verlauf des letzten Jahrhunderts, die von den natürlichen Maßnahmen – Diät, Physiotherapie und seelischen Stärkung der Selbstheilkräfte – ablenkte, entstand eine Laien- und Außenseiterbewegung, die sich seit 1849 nach dem Vorschlag des Militärarztes *Dr. Lorenz Gleich* Naturheilkunde nannte. Die erstere Richtung war überzeugt, daß nur exakt messende, analytisch-statistisch vorgehende, chemisch-physikalische Naturwissenschaft die Rätsel des Lebens zu lösen und die Überwindung der Krankheiten zu leisten vermochte; die andere betrachtete Leiden und Krankheit vom Standpunkt der Naturphilosophie oder ging von überlieferten oder neuen Heilerfahrungen aus. Da die Hochschulmedizin sich immer mehr der ersten Richtung zuwandte, entstand eine wachsende Spaltung in der Auffassung von der Bedeutung der Krankheiten und ihrer Behandlung sowie eine Volksgesundheitsbewegung. In dieser waren zwei Richtungen zu erkennen. Einmal ragten eine Anzahl hervorragender Laienbehandler in ihr hervor, welche Geschichte machten, so der Bauer *Vinzenz Prießnitz*, der Pfarrer *Sebastian Kneipp*, der Fuhrmann *Johann Schroth*, der Dichter *Per Henrik Ling*, der Färbereibesitzer *Arnold Rikli*, der Photograph *Gustav Schlickeysen* und andere; zum andern kam es zur Gründung von Naturheilvereinen mit wachsendem Zustrom, so 1832 des Hydropathischen Gesundheitsvereins von *Prof. Dr. phil. E. F. Chr. Oertel* und anderen, denen in erster Linie an einer Verbreitung von Regeln für die Erhaltung der Gesundheit lag. Die erstgenannten Heilgenies gründeten *Naturheilanstalten*, die oft enormen Zustrom erhielten. So behandelte der Bauer *Prießnitz* im Jahre 1839 1700 klinisch Kranke, darunter 120 Ärzte, und zu den Patienten gehörten außer einfachen Leuten angesehene Persönlichkeiten wie der Erzherzog Anton und die Kaiserinmutter aus Wien, der russische Dichter Gogol, der Komponist Chopin und andere.

Es gab aber auch bedeutende Ärzte, die sich der Naturheilkunde verpflichtet fühlten, so der *Leibarzt Bismarcks Prof. Dr. Franz Schönenberger* an der Universität Berlin, *Dr. Heinrich Lahmann*, der den weltbekannten Luftkurort Weißer Hirsch bei Dresden gründete, *Dr. Mikkel Hindhede*, der im ersten Weltkrieg Dänemark vor der Hungersnot rettete, *Dr. Bircher-Benner*, dessen Sanatorium Prominente aus allen Kontinenten zuströmten, *Dr. Alexander Haig*, der Lehrer von der Harnsäure als Krankheitsursache, *Dr. E. H. Dewey*, der Fastenarzt, und andere. In Deutschland waren es besonders drei Naturheil-Krankenhäuser, die sich der Aufgabe zuwandten, *der Naturheilkunde wissenschaftlichen Rang zu verschaffen*, was unumgänglich war, wenn sie mit der Hochschulmedizin konkurrieren, die unter den Außenseitern oft einander widersprechenden Auffassungen überwinden und allgemeine Anerkennung finden wollte. Dieser wissenschaftlichen Erforschung der Naturheilkunde widmeten sich in Deutschland das *Kreiskrankenhaus Groß-Lichterfeld* bei Berlin unter *Prof. Schweninger*, das *Prießnitz-Krankenhaus Berlin-Mahlow* unter *Prof. Schönenberger* und das *Johannstädter Krankenhaus in Dresden* unter *Dr. Alfred Brauchle*.

Die Hochschulmedizin war aber durchaus nicht gewillt, neben sich eine zweite Medizinschule zu dulden, die den Naturwissenschaften weniger verpflichtet war *(Prof. Naunyn: «Die Medizin ist entweder naturwissenschaftlich, oder sie ist nicht»)*. Sie war überzeugt, daß es nur eine, die von ihr gelehrte Wahrheit gäbe. Jahrzehntelang ging der Kampf zwischen den beiden Richtungen hin und her. Die Parlamente wurden um Einführung von *Lehrstühlen für Naturheilkunde* bemüht, was schließlich in Berlin (1920 Prof. Schönenberger), Jena (Prof. Klein 1924) und Zürich (Prof. v. Gonzenbach) zwar gelang, aber nirgends zur Beseitigung der Unstimmigkeiten durch die notwendige Prüfung der Naturheilkunde im Sinne eines großen Experimentes gedieh. Erst 1934 setzte ein solches Experiment ein, wie es allein geeignet war, den sachlichen Unstimmigkeiten ein Ende zu bereiten. Es wurde während einer Reihe von Jahren durchgeführt und dies trotz vorzeitigen Abbruches mit sehr bemerkenswerten Ergebnissen, ist aber durch politische Umstände, die nichts mit der Sache an sich zu tun haben, in Mißkredit und Vergessenheit geraten.

Da das Prüfexperiment an sich aber als solches trefflich angelegt war, um Probleme zu klären, die heute wohl spruchreifer und drängender geworden sind denn je, dürfte es angezeigt sein, sich über seine Art und seine Ergebnisse unabhängig von den damaligen politischen Umständen Rechenschaft zu geben; denn etwas dieser Art wieder zu unternehmen, ist längst fällig geworden.

Das Prüfexperiment begann 1934 im Rahmen des 1200 Betten umfassenden damaligen Johannstädter Krankenhauses, das mit allen Einrichtungen versehen war, die damals zur wissenschaftlichen Untersuchung zur Verfügung standen, und von Universitätsprofessoren geleitet war.

Zunächst, so berichtete Brauchle, wußte niemand, wie die notwendige Prüfung der Naturheilkunde auf ihre wissenschaftliche Zuverlässigkeit durchzuführen sei. Es mußte zunächst mit der Frage des leitenden Arztes begonnen werden. Hiefür wurde *Prof. L. R. Grote*, ein Schüler des großen

Volhard, bestimmt, während *Dr. Alfred Brauchle*, bis dahin Chefarzt des Prießnitz-Krankenhauses in Berlin-Mahlow und langjähriger Assistent von Prof. Schönenberger, mit der Einrichtung und Führung einer Klinik für Naturheilkunde im Rahmen des Gesamtkrankenhauses beauftragt wurde. Es wurden ihm 250 Betten, eine Diätküche, Luft- und Sonnenbäder, Bade-, Massage-, Gymnastik-, Bestrahlungsräume und ein großer Raum für seelische Gemeinschaftsbehandlungen zugestanden.

Die große Frage blieb aber, wie nun vorzugehen war, um das Ziel zu erreichen. Zunächst war die Einstellung der anderen Ärzte begreiflicherweise gegenüber dem «Naturheiler» gar nicht sachlich. Er galt ihnen als eine Art Kurpfuscher. Und doch war es eine einmalige Bewährungsgelegenheit. Zunächst setzten sich die beiden Hauptakteure, Grote und Brauchle, bei Gelegenheit eines Ferienaufenthalts zusammen und führten jene Gespräche, die dann in Buchform erschienen unter dem Titel *«Gespräche über Schulmedizin und Naturheilkunde»*, so wiedergegeben, Hieb auf Stich, wie sie gehalten worden waren, vom Stenographen dem Drucker übergeben. Die Meinungsverschiedenheiten auf allen Gebieten wurden darin festgehalten und zugleich eine Art Programm gestaltet für die folgenden Jahre.

Wie sollte sich die praktische Arbeit am Krankenbett vollziehen, so daß daraus eine Prüfung der Methoden und ihrer Ergebnisse entstand, welche aller Kritik standhalten konnte und weiterhalf? Es konnte nicht angehen, sich die geheilten oder mißratenen Fälle einfach gegenseitig zu zeigen und dann eine Schlußbilanz zu ziehen, sondern es mußte auch die ganz andere Einstellung naturheilkundlicher Behandlung verständlich gemacht werden. Die Lösung wurde darin gefunden, eine *Gemeinschaftsstation mit etwa 30 Betten* zu schaffen, die zur Abteilung für Naturheilkunde gehörte, wahllos mit den Eingängen des Tages belegt wurde, wo Prof. Brauchle mit einem Assistenten die Behandlung rein naturheilkundlich durchführte, während Prof. Grote mit einem Facharzt für innere Krankheiten als Assistenten die Kontrolle ausübte. Die beiden Chefärzte machten gemeinsam jede Woche zweimal Visite, während die Krankenblätter von beiden Assistenten peinlich genau geführt wurden, mit gemeinsamem oder getrenntem Abschlußbericht. Dabei wurde, wie Brauchle schrieb, geradezu übergenau vorgegangen unter Anwendung aller überhaupt in Frage kommenden Kontrollen. So wurden im Lauf einiger Jahre etwa 3000 Krankengeschichten wissenschaftlich durchgearbeitet. Schon 1936 berichtete Prof. Grote auf dem Kongreß für innere Medizin in Wiesbaden von großen klinischen Erfolgen der Naturheilkunde, die er miterlebt hatte. Es gelang der gemeinsamen Arbeit, die Vorurteile zu zerstreuen und die große Leistungsfähigkeit einer Heilkunde, die in erster Linie dem «inneren Arzt» diente, zu beweisen. Der Niederschlag dieser Erfahrungen findet sich in einem dreibändigen, bei Reclam (Leipzig) erschienenen Werk, dessen erster Band 1938 erschien: *«Brauchle-Grote, Ergebnisse der Gemeinschaftsarbeit zwischen Naturheilkunde und Schulmedizin».* In diesen Bänden bekundet sich ein gemeinsames wissenschaftliches Ringen um die Erkenntnis der Wahrheit, und es zeigt sich darin, wie die naturheilkundliche Krankheitslehre und das Rüstzeug ihrer Behandlung zunehmend von den einstigen Gegnern verstanden wurden. Nach siebenjähriger Gemeinschaftsarbeit haben Grote und Brauchle das Gesamtergebnis zusammengefaßt in einem Artikel *«Rückschau und Ausblick»,* der den «Gesprächen» zusammen mit einem Verzeichnis der 200 wissenschaftlichen Arbeiten beigefügt wurde, die aus beiden Kliniken hervorgegangen sind. Grote schloß den Bericht mit dem Satz: *«Es muß frei zugegeben werden, daß dieser mitten in das Zentrum der exakt und experimentell arbeitenden Medizin hineingetragene Vorstoß der Naturheilkunde zu einem vollen Erfolg geworden ist.»*

Dieses Experiment sollte an anderen Orten, auch an Spezialkliniken weitergeführt werden, mußte aber, wie gesagt, unter übelsten Umständen, die mit der Sache an sich nichts zu tun hatten, abgebrochen werden, und diese Umstände standen auch der Wiederaufnahme andernorts bisher im Wege. Wie lange noch? Es ist höchste Zeit, so scheint uns, daß sie wiederaufgenommen werden.

Angina-Enge

Am Deutschen Therapiekongreß 1977 stand der Versuch im Vordergrund, sich über den Stand der Herzkranzgefäßleiden (Angina pectoris) und ihrer Behandlung Rechenschaft zu geben *(«Selecta»* 51, Dez. 19, 1977, S. 4220). Die Verbreitung des Leidens nimmt immer noch zu, ergab sich, Chirurgie sei erst zu erwägen, wenn alle anderen Mittel erschöpft sind, die neue Nitroglyzerintherapie bewirke nicht die erhoffte Erweiterung der großen Kranzarterien. *«Wichtig ist, daß die Patienten ihre Lebensweise umstellen»;* aber *«Gesundheitserziehung scheint nur im Schneckentanz realisierbar».*

Die Verdauungs-Leukozytose

*(The so-called «normal» post-prandial Leucocytic flood
in the circulation, Pearse 1979)*

Beitrag der Frischkost zu Krankheitsabwehr und Stoffwechselökonomie

«Nouvelles lois de l'alimentation humaine basées sur la leucocytose digestive.»
Mémoires de la Société Vaudoise des Sciences naturelles. 5, p. 21 (21. 8. 1927).
Prof. Dr. med. Werner Kollath: Lehrbuch der Hygiene Bd. I, S. 177/78, erweiterte
und umgearbeitete Auflage, Stuttgart 1949.
*Prof. Dr. med. H. W. Kempski: Enzymreiche Pflanzenkost gegen Virus-Erkran-
kungen.* Wendepunkt 49, 539f. (1972) und 50, 23f. (1973).
Doz. Dr. med. habil. Hans Peter Rusch: Schützen Darmbakterien vor Seuchen?,
Wendepunkt 1957, S. 53–55).

Der besondere Wert der Roh- oder Frischkost wird gemeinhin in ihrem
Reichtum an Wirkstoffen und ihrer besseren Eiweißqualität gesehen,
welche beide durch Erhitzung und sonstige Verarbeitung geschädigt und
vermindert werden. Auch die Besterhaltung der aus dem Sonnenlicht darin
gespeicherten Ordnungspotentials (2. Hauptsatz der Energielehre, «Entropie-Gesetz»), worin Bircher-Benner eine erste Frischwertbegründung (vor
der Entdeckung der Vitamine) fand, wird neuerdings ernsthaft diskutiert. Die
Empfehlung, jede Mahlzeit mit Frischkost zu beginnen, wurde damit begründet, daß den Lebensmitteln mit dem (nach dem 2. Hauptsatz) höchsten
Potentialwert der Vorrang und Vortritt vor den im Ordnungswert verminderten Nahrungsmitteln zu geben sei und daß darin überdies (besonders bei
gutem Kauen) das sicherste Mittel zur Appetenzbegrenzung genügend zu
finden ist, da Frischkost zur Hauptsache aus unkonzentrierten Nahrungsmitteln besteht, bei welchen leichter und früher der Punkt erreicht wird, an dem
das Empfinden «es ist genug» eintritt. Damit wird der Ernährungsökonomie
gedient und dem Zuvielessen entgegengewirkt.

Hinzu kam aber im Jahre 1927 eine weitere Entdeckung, welche sowohl für
den überlegenen Wert der Frischkost wie für den Rat, das Essen mit ihr zu
beginnen, eine vorher unbekannte Begründung beitrug.

Auf jede Nahrungsaufnahme, so hatte *Donders* 1846 entdeckt, folgt jeweils
eine Vermehrung der weißen Blutkörperchen (Leukozyten) im Blut, gleichsam ein Aufgebot der «Abwehrpolizei», da ja Leukozyten die Aufgabe haben, krankmachende Bakterien zu bekämpfen und zu beseitigen sowie Fer-

mente und Schutzstoffe zu bilden. Wieso aber diese Mobilisation nicht nur beim Eindringen von Krankheitserregern, sondern nach *jeder* Nahrungsaufnahme? *Virchow* fand die Entdeckung von Donders 1860 zwar bestätigt; da es aber als völlig unwahrscheinlich erschien, daß jede normale Nahrungsaufnahme Ansteckungsgefahr durch Bakterien bedeutete, nannte er diese Erscheinung «*Verdauungsleukozytose*» und faßte sie als eine normale oder physiologische Erscheinung auf. Zwar schwoll dabei die Zahl der weißen Blutkörperchen im Blut auf das 2–3fache an, aber ein Grund dafür war nicht einzusehen. Dabei blieb es bis zur Entdeckung *P. Kouchakoff*'s (Lausanne), nachdem schon *Roessle* am Pathologen-Kongreß 1923 die Auffassung geäußert hatte, es könne sich nur um einen Vorgang handeln, der mit Krankhaftigkeit zu tun habe und gegen etwas Fremdes in der Nahrung gerichtet sei, das aber erst ermittelt werden müsse.

Merkwürdig war jedenfalls, daß dabei Leukozyten nicht nur ins Blut, sondern sogar ins Innere des Darmes auswandern. Kouchakoff konnte nun feststellen, daß die «Verdauungsleukozytose» *ausblieb, wenn die Nahrungsaufnahme aus pflanzlicher Rohkost bestand* oder doch von solcher eingeleitet wurde. Führte er aber die gleiche Nahrung erhitzt zu, so kam es unfehlbar zur Verdauungsleukozytose. Nimmt man z. B. zum Frühstück eine Tasse gezukkerten Milchkaffees mit Brot und Butter zu sich, so steigt die Leukozytenzahl im Blut, so stellte er fest, innert einer halben Stunde von normal 7–8 000 auf 13 000 cmm und fällt danach in etwa einer Stunde wieder auf die Norm zurück. Dabei veränderte sich überdies die Zusammensetzung der weißen Blutkörperchen nach Art eines krankhaften Vorganges, indem der Lymphozyten gegenüber dem Leukozyten-Anteil von normal 25 auf 40% ansteigt (die Leukozytenreserve oder -«kaserne» ist im Knochenmark, die der Lymphozyten in den Lymphknoten). Läßt man dem Organismus bis zur nächsten Nahrungsaufnahme Zeit, so kehrt der Blutzustand zur Norm zurück, folgt aber die Nahrungsaufnahme in kürzeren Abständen, und handelt es sich auch nur um eine Tasse Milchkaffee oder eine Süßigkeit, so addiert sich der Vorgang und kann dann unter Umständen nur während der Nachtruhe ganz abklingen. Ob ein Apfel roh oder gekocht genossen wird, drückt sich danach in einem solchen Schub aus; je stärker die Erhitzung, desto stärker die Verdauungsleukozytose oder krankhafte Verschiebung im Blutbild, so z. B. bei Erhitzung im Autoklaven, wie Kouchakoff sie vornahm. Fabrizierte und vergorene Nahrungs- und Genußmittel wie Wein, Fabrikzucker oder Essig erzeugen nach seinen Untersuchungen ebenfalls Leukozytose und krankhafte Verschiebung des Blutbildes, besonders heftig verdorbener Schinken,

64

bei welchem es sechs Stunden statt einer braucht, bis die Blutbildverschiebung zur Norm zurückkehrt.

Die Leukozytose-Reaktion beginnt ganz kurz, nachdem die Nahrung mit der Magenwand in Berührung kommt. Man kann sie nach 3–5 Min. nachweisen. Das heißt, daß es sich um eine Nervenreaktion handeln muß. Die Frage ist, wodurch diese Reaktion ausgelöst wird. Dieser Frage gingen *Tropp* und *Chalaupka* mit eingehenden Untersuchungen von Speichel, Magensaft und Zwölffingerdarm auf den Gehalt an sauerstoffzehrenden Fermenten (Katalase, Peroxydase u. a.) nach, von denen hohe bis sehr hohe Werte besonders in frischen Gemüsen und Früchten enthalten sind. Bisher hatte man angenommen, daß diese Fermente im Darm von den Verdauungssäften zerstört werden. Es zeigte sich aber, daß 50–80 % davon bis in den Dickdarm gelangen und als Sauerstoffzehrer wirksam bleiben. Ein sauerstofffreier (anaerober) Darminhalt ist aber entscheidend für die Entstehung und Erhaltung gesunder Darmbakterienflora und damit für die Eindämmung krankmachender Bakterien und Viren. Dies zeigt, daß *die Verdauungsleukozytose eine Abwehrreaktion des Organismus gegen Erkrankungen darstellt, die durch Entartung der Darmflora in sauerstoffverarmtem Darmtrakt entstehen* können und die in unserer Bevölkerung außerordentlich stark verbreitet ist. Es zeigt auch, daß die verhütende Nervenreaktion durch das rechtzeitige Eintreffen solcher Fermente, woran die Frischkost besonders reich ist, bewirkt wird.

Das bedeutet allerdings, daß zur Verhütung (und damit zur Stoffwechselökonomie und Abwehrstärkung) nicht nur ein «bißchen» Rohkost zu Beginn der Mahlzeit ausreicht, sondern daß dazu eine kräftige Portion nötig ist.

Andererseits verlangt die Verhütung der Verdauungsleukozytose nicht vollfrisch-unerhitzte Nahrung, sondern es gibt da, wie schon Kollath feststellen konnte, kritische Temperaturen, die zwar ziemlich hoch, aber doch noch unter dem Siedepunkt liegen; nämlich bei Milch und Eiern 88°, bei Fleisch (das allerdings kaum je roh oder so schwach erhitzt verzehrt wird) 89° und bei fast allen Gemüsen, Früchten und Nüssen zwischen 90 und 97 °C. Es zeigte sich allerdings auch, daß die verhütende Nahrung nicht unbedingt *vor*, sondern auch *gleichzeitig* mit der stärker erhitzten ihre günstige Wirkung ausübt, *aber nicht, wenn sie nach der über die kritische Temperatur erhitzten zugeführt wird.* Ein Salatteller nach Steak und Suppe oder etwas Obst als Nachspeise nützt also nichts mehr! Die Nahrung soll somit bestehen aus einer genügend kräftigen Einleitung von natürlichen rohen Lebensmitteln und Speisen, die nicht über die kritische Temperatur hinauf erhitzt wurden.

Sodann fand *Rusch*, daß bei der Wiederherstellung einer gesunden

Darmbakterienflora «*es ganz besonders wichtig ist, das Fleisch und Ähnliches vollkommen zu meiden*», und Kollath warnt davor zu glauben, daß eine Umstellung im obigen Sinne sofort die auslösende Reaktion aufheben könne. Wenn die Darmflora schlecht ist, braucht es mehrere Tage, am besten reiner Rohkost, um das zu erreichen.

Es ist auch daran zu erinnern, daß eine üble Darmflora, wie sie heutzutage stark verbreitet ist, einen erheblich höheren Kalorienbedarf mit sich bringt, weil die Darmflora einen größeren Teil für sich beansprucht, und auch eine stärkere Zufuhr gewisser Vitamine, weil die im Darm erzeugten wegfallen.

Die kritischen Temperaturen erklären aber auch, weshalb es möglich ist, daß besonders gesunde Bevölkerungen wie etwa die Mt. Hagen-Papua oder die äquatorialen Karai-Guarani eine bei uns unbekannte, außerordentlich hohe Ernährungsökonomie *(geringster Nahrungsbedarf durch beste Ausnützung)* erreichen, auch wenn sie vorwiegend auf Knollen oder Mais angewiesen sind, die sie zwar erhitzen müssen, aber diese Erhitzung sehr schonend vornehmen.

All das scheint heute vergessen zu sein und wartet darauf, neu «entdeckt» zu werden. Hippokrates, der größte Arzt des Altertums, konnte all das noch nicht wissen; aber aus seiner intuitiv-empirischen Kenntnis riet er schon vor 2400 Jahren: «*Das Gemüse esse man ungekocht voraus … Gekochtes nimmt man dann als nächsten Gang … Obst* in mäßiger Menge *vor den Hauptmahlzeiten.*»

«Was wollen Sie?»

Nach J. F. Diehl von der Bundesforschungsanstalt für Ernährung in Karlsruhe hat von 1960 bis 1974 in der BRD der jährliche Pro-Kopf-Verbrauch an Tiefkühlkost von 7.8 auf 12 kg (+ 4,2 l industrieller Eiscrème), jene von Gemüsekonserven auf das Doppelte, von Obstkonserven auf das Dreifache zugenommen, ist der von ultrahocherhitzter Milch auf Kosten der Frischmilch stark hochgegangen, aber der Frischkartoffelverbrauch von 150 auf 75 kg gesunken. Die Küchenarbeit ist weitgehend in die Industriebetriebe verlegt worden und die Palette des Angebots von Eß- und Genuß-Artikeln im Supermarkt hat 5000 überschritten und dürfte in den 1980er Jahren 7000 überschreiten.

Die Tarahumara

Im «Wendepunkt» (Mai 1970) erschien ein kurzer Bericht über das Tara-humara-Phänomen nach einem Referat im «Deutschen Ärzteblatt». Inzwischen ist die Originalveröffentlichung eingetroffen, die wir vom Autor – *William R. Hood, Ph. D., University of Oklahoma Health Science Center*[1] – erbaten. Sie hat sich als eine Kostbarkeit erwiesen. Wird sie im «Geheimarchiv» landen oder vielleicht doch endlich ein Anstoß für die so arg überfällige Wandlung der offiziellen Ernährungslehre werden? Das wäre wunderbar. Vielleicht geschehen noch Wunder ...

Im äußerst rauhen, schluchtendurchklüfteten Felsgebirge südlich von Chihuahua in Nordwest-Mexiko leben die Tarahumara-Indios, ein Volk von rund 50 000 Seelen auf einem Gebiet von etwa 130 000 km² (Schweiz: 41 288 km²). Diese Tarahumara führen dank ihrer Abgelegenheit und unverlockend rauhen Heimat noch ihr ursprüngliches, unverdorbenes Indio-Leben. Die Zivilisation hat sie noch kaum erreicht und noch nicht verderben können. Nicht daß sie abgeschlossen leben würden wie die Tasaday. Sie besuchen Fiestas der Umgebung. Aber sie haben, wie es heißt, eine eigenartig stabile, in sich selbst ruhende gesunde und umweltverbundene soziale Ordnung. Mehr noch als durch diese fallen sie seit längerer Zeit durch ihre phänomenale körperliche Leistungsfähigkeit auf. Diese hat eine Reihe von Forscher auf den Plan gerufen. Die obengenannte Arbeit gibt Übersicht über die bisherigen Befunde.

Die Tarahumara leben zu 70–80 % ihrer Kalorienzufuhr von einer Nahrung, die zur Hauptsache aus Mais, zum anderen Teil aus Böhnchen besteht: mais y frijoles – die uralte Indio-Kost Mexikos[2]. *Fleischnahrung bildet eine seltene Ausnahme und Molkereiprodukte kommen gar nicht vor.* Was sonst noch dazu kommt – Malvenspinat, Beeren usw. – etwa so wie die große Untersuchung vom Jahre 1945 es ergab, welche vom Mexikanischen Ernährungs-Institut in Zusammenarbeit mit dem Bostoner Forschungszentrum von *Prof. Dr. Robert S. Harris (J. of the Amer. Dietetic Ass., Nov. 1946)* ergab, wird leider nicht näher berichtet. Man erfährt nur, daß die *Kost im Alltag sehr knapp und «unscheinbar»* (unimpressiv) sei und daß das *Körpergewicht erwachsener Männer mit 60 kg dementsprechend gering* ist, obwohl die Tarahumara *«zu den gesündesten und physisch eindrucksvollsten Menschen der Erde gehören».* Die am Schluß hier angeführte Literatur könnte Genaueres über die Ernährung – Nährstoff- und Kalorienzufuhr, Zubereitung, Ergänzungen usw. – und über Lebensweise und Gesundheit enthalten. Dies hier kann nur ein vorläufiger

Bericht sein, denn es war uns noch nicht möglich, jene Unterlagen zu beschaffen.

Und nun höre man jedenfalls, was die Tarahumara bei dieser knappen Mais- und Böhnchen-Kost ohne Milch und im Alltag ohne Fleisch leisten: *Sie halten häufig «Fußball-Rennen» (kick-ball-races) ab. Zwei Mannschaften rennen im Wettbewerb miteinander während vierundzwanzig bis achtundvierzig Stunden ohne Rast und Unterbruch hinter dem Ball her und legen dabei hundertfünfzig bis dreihundert Kilometer zurück!*

Beim Jagen, was sie gelegentlich tun, erlegen sie das Hirschwild nicht mit Schießen, noch mit irgendeiner Waffe, sondern rennen ihm nach und tun dies während ein bis zwei Tagen unablässig und so lange, bis das Tier erschöpft umfällt!

Es ist etwas Gewöhnliches, wenn ein junger Mann eine Zentnerlast (100 Pfund) auf dem Rücken 177 Kilometer weit (in siebzig Stunden) trägt und wenn ganze Familien 250 km wandern, um einen Besuch zu machen oder an einer Fiesta teilzunehmen.

Auch Frauen und Kinder nehmen an solchen Leistungen teil: ein fünfzehnjähriges Mädchen gewann ein 65 km-Rennen.

Dabei führen diese Rennen über äußerst rauhe Gebirgspfade auf und ab, auf und ab, und ist solche Leistungsfähigkeit keineswegs auf die erste Lebenshälfte beschränkt. Ein Dreiundvierzigjähriger rannte ein solche Gebirgsstrecke von 65 Kilometern in sechs Stunden und 52 Minuten. Es ist etwas ganz Gewöhnliches, wenn Erwachsene derartige Gebirgsstrecken mit einer Stundengeschwindigkeit von zehn bis dreizehn Kilometern hinter sich bringen.

Diese Leistungen sprengen nach *Balke & Snow* alle bisherigen Begriffe von menschlicher Fähigkeit über längere Strecken und machen eine Revision der physiologischen Begriffe über die Höchstleistungsfähigkeit des Menschen nötig.

An der Lungenkapazität kann es nicht liegen, denn sie ist bei den Tarahumara nicht so groß wie bei den in 4000 m Höhe lebenden Indios am Titicaca-See. Am Hämoglobin, am Herzen und am Kreislaufsystem kann es auch nicht liegen, erklären die Forscher; denn das alles ist zwar gesund und kräftig, aber fällt nicht aus dem Rahmen.

Daß man somit vor das Phänomen der *Stoffwechsel- oder Ernährungs-Ökonomie* gestellt ist, liegt auf der Hand. Versuchsweise wird die Hypothese vorgebracht, daß das energiespendende Glykogen bei den Tarahumara nicht in den Muskeln oder im Fett gespeichert werde, sondern im Blut, als Glukose und Glukose-6-Phosphat, und daraus könnte sich ein wesentlich größerer

Wirkungskoeffizient, eine bessere Ernährungsökonomie ergeben. Aber das ist noch alles zu untersuchen.

Es gibt wohl kaum ein Gebiet in der Ernährungsphysiologie, welches weniger beliebt und allgemeiner vernachlässigt wäre als gerade dieses. Zu denken, daß diese unerhörten Leistungen praktisch ohne Fleisch, ganz ohne Molkereiprodukte, also fast ohne tierisches Eiweiß, daß sie bei einer knappen Kost vollbracht werden, die zu 70–80% aus Mais und Böhnchen besteht, ist unausdenkbar, ein Gedanke mit unerträglichen Konsequenzen. Das «*Deutsche Ärzteblatt*» ist in seinem Referat vorsichtshalber auf die Ernährung der Tarahumara überhaupt nicht eingegangen. Anderseits bestätigt sich darin der Befund von *Kofrányi* vom *Max-Planck-Institut für Ernährungsphysiologie*, daß die biologische Eiweißwertigkeit der rein pflanzlichen Kombination: Mais und Böhnchen der höchsten Einzeleiweiß-Wertigkeit überhaupt gleichkommt.

Die Eiweiß-Tageszufuhr dürfte bei den Tarahumara wenig mehr als 50 Gramm praktisch rein pflanzlichen Eiweißes betragen und es wird offenbar – im Sinne der Stoffwechselökonomie – darauf verzichtet, Energie aus Überschußproteinen zu gewinnen. Trotzdem werden beiläufig Leistungen vollbracht, die nach Hood über 720 Kilokalorien per Stunde und weit über 10 000 Kilokalorien im Tag erfordern!

Am reizvollsten ist, daß die Tarahumara nicht das geringste Bedürfnis zu empfinden scheinen, an den Olympiaden teilzunehmen. Sie leisten das für sich und damit hat sich's. «Was tut der Baum, den man vergißt? Er blüht.»

Die vorliegenden Befunde und Hypothesen sind natürlich ein erster Anfang. Es gälte nun, sich dahinter zu machen. Aber daran hat freilich weder die Physiologie der Konsumgesellschaft, noch irgendeine Nahrungsmittelindustrie noch ein Chemie-Konzern irgendein Interesse. Ganz im Gegenteil. Der Anstoß müßte von der WHO kommen, und wenn diese versagt, von den Vegetariern.

[1] Dirty Words: Genetic Differences in Response to Alcohol. American Phychological Association, 2. 9. 1972. Honolulu.

[2] Einesteils wiesen *E. Kofrányi* und *F. K. Jekat* vom *Max-Planck-Institut für Ernährungsphysiologie* nach, daß die in den präkolumbischen Indiokulturen so glänzend bewährte Ernährungsgrundlage Mais + Böhnchen u. a. darauf zurückgeführt werden kann, daß die Kombination von 55% Mais- und 45% Bohnenprotein eine Wertigkeit ergibt, die nicht einmal von der höchsten bisher bekannten Einzeleiweißart, nämlich der des Ei-Proteins, übertroffen wird (s. «Wendepunkt» April 1970: «Der Umsturz in der Ernährungslehre»), andernteils führte *E. Kodicek* (Univ. Cambridge) die Bewährung der Maiskost bei den Indiovölkern auch darauf zurück,

daß sie das darin großenteils gebundene Antipellagra-Vitamin (Niacin, Nikotin-säureamid) mittels Kalkwasserbehandlung wirksam zu machen verstehen («Wir Brückenbauer» 31/43 «Verleihung des Gottlieb Duttweiler-Preises» 27. 10. 1972).

Hier noch die wichtigsten Quellen:

Balke, B. & Snow, C. Anthropological and physiological observations on Tarahu-mara endurance runners. Amer. J. of Phys. Anthropology, *23:* 293–301, 1965.

Basáuri, C. Monografía de los Tarahumaras. Talleres Graficos de la Nación. Mexico, 1929.

Bennet, W. C. & Zingg, R. M. The Tarahumara. An Indian Tribe of Northern Me-xico. Chicago: Univ. of Chicago Press, 1935.

Lynn, T. N. Cardiovascular Disease Among the Tarahumara. In A. Paredes unpu-blished research proposal. Ecosystems Analysis of the Tarahumara Indians. Univ. of Oklahoma Medical Center, 1970.

Mayes, J. S. Biochemical Genetics of the Tarahumara Indians. In J. L. West unpu-blished research proposal. Ecosystems Analysis of the Tarahumara Indians.

Paredes, A. Biosocial adaptation in the Tarahumara ecosystem: The ekistic princi-ples of the Tarahumara. Paper presented at the Fifth World Congress of Psych-iatry. Mexico City, Dec. 1971.

Paredes, A., West, L. J. & Snow, C. C. Biosocial adaptation and correlates of accultu-ration in the Tarahumara ecosystem. Intern. J. of Social Psychiatry, *16:* 163–174, 1970a.

Paredes, A., West, L. J. & Snow, C. C. Efectos de Vectores Heteronomos en el Eco-systema Tarahumara, Revista del Inst. Nacional de Neurología, Mexico, *1:* 22–32, 1970b.

Pennington, C. The Tarahumara of Mexico. Salt Lake City: Univ. Of Uta Press, 1963.

Sassoon, H. F. Nutrition of the Tarahumara Indians. In J. L. West unpublished re-search proposal. Ecosystems Analysis of the Tarahumara Indians. Univ. of Okla-homa Med. Center, 1969.

Tanner, J. M. Growth and Physique in Different Populations of Mankind. In Baker & Weiner (eds.) The Biology of Human Adaptability. Oxford: Clarendon House, 1966.

«Es gibt nur einen einzigen Weg, auf dem den neuen Ansichten die nötige Festigung und die durchschlagende Wirkung zu geben ist: die *Wissenschaft,* wenn auch in veränderter Form und mit neuen Methoden.»

Prof. V. v. Weizsäcker: «Natur und Geist»

Vollgesundheit bei «Hungerkost»

Versuchsergebnisse Kuratsunes an der Kyushu-Universität

Die in den 1930er und 1940er Jahren weitherum ins Wanken geratene Neigung der Fachwelt zu ausgeprägter Überbewertung des tierischen Eiweißes erhielt kurz nach dem Zweiten Weltkrieg einen starken Neuauftrieb, als sich in den Gefangenenlagern bei schwerer Hungerkost die Fälle von Hungerödem häuften und in der Fach- und Weltpresse die Nachricht auftauchte, daß solche armen, von tödlicher Krankheit betroffenen Menschen mittels Verabreichung von «*molecular meat*», d. h. von vorverdautem Fleisch, hatten gerettet werden können. Das sogenannte *Hungersyndrom* zeigt sich in Wassersucht, Blutarmut und Abwehrschwäche des Blutes gegenüber Krankheitserregern. Man zog allgemein den Schluß, daß dieses Syndrom durch Mangel an tierischem Eiweiß verursacht werde. So groß war der Eindruck dieser Bekanntmachungen, daß die «Viel- und Tiereiweiß-Mentalität» (Prof. Henry C. Sherman) mehr als je herrschend wurde. Selbst Fachleute, die der biologischen Medizin nahestanden und im «Wendepunkt» mitgearbeitet hatten, machten kehrt. So zögerte zum Beispiel *Dr. med. M. v. Roques*, Berlin, in seinem 1952 erschienenen Buch «*Du und die Medizin*» nicht, zu schreiben: «In einem Punkte sind wir jetzt zu einer unbedingten Klarheit gekommen: ohne tierisches Eiweiß kommt der Mensch nicht aus. An dem Ödem wurde eindeutig klar, daß der Mensch der Zufuhr tierischen Eiweißes bedarf, wenn er nicht unter dem Mangel zugrundegehen soll, der aus dem Verschleiß der eigenen Substanz entsteht.» Hätte er die im Juni 1952 erschienenen Ergebnisse *Kuratsunes* gekannt[1], er hätte das nicht schreiben können.

Kuratsune, damals noch Oberarzt, später ordentlicher Professor, war auf die englische Ausgabe «Food Energy»[2] von Bircher-Benner gestoßen und hatte aus eigener Erfahrung schöpfend an der herrschenden Hungersyndrom-Erklärung gezweifelt. Er beschloß, die Frage abzuklären, und da solche Versuche Fremdpersonen nicht zuzumuten waren, führte er es an sich selbst und seiner Frau durch unter Aufsicht und Kontrolle von Prof. Dr. med. Mizushima.

Der erste Versuch, zusammen mit der Frau, dauerte 120 Tage und fand im Winter statt, ein zweiter 32 Tage im Sommer und ein dritter 81 Tage im Frühling. Und zwar wurde während der Versuche *nichts anderes zu sich genommen als pflanzliche Rohkost:* 150 g Vollreis, gemahlen und in Wasser geknetet, und dazu 500–1000 g Rohgemüse (Rettich, gelbe und weiße Rüben, Spinat, Kohl,

Bataten (Süßkartoffeln) u. dgl. – alles fein zerkleinert; gelegentlich auch etwas Obst und Meeralgen. Alles ohne jede Zugabe, auch nicht von Kochsalz. Nährstoff- und Kaloriengehalt wurden beim ersten Versuch aus Tabellen errechnet, bei den weiteren im Laboratorium genau ermittelt. Jegliches Eiweiß tierischer Herkunft war dabei ausgeschaltet und die Menge der Nahrung nach Kalorien und Nährstoffen der typischen Hungerkost in europäischen Konzentrations- und Gefangenenlagern angepaßt. Hier die genauen Tagesdurchschnittszahlen:

Kalorien: (die 2. Zahl in Klammern entspricht jeweils 70 kg Körpergewicht)

Versuch I (120 Wintertage)	Mann 1068 Kal.	(1384)
	Frau 1083 Kal.	(1513)
Versuch II (32 Sommertage)	Mann 729 Kal.	(945)
Versuch II (81 Frühlingstage)	Mann 882 Kal.	(1143)

Dazu sei bemerkt, daß die Hungergrenze bei sitzender Lebensweise und 70 kg Körpergewicht nach der Eidg. Kriegsernährungs-Kommission bei etwa 2150 Kal. angenommen wurde und sich bewährt hat, und daß der heutige Durchschnittsverbrauch Erwachsener bei zunehmender Bewegungsarmut zwischen 3200 und 3300 Kal. liegt! Ferner ist zu berücksichtigen, daß der Bedarf bei geringem Körpergewicht wegen der relativ größeren Körperoberfläche als im Verhältnis etwas größer anzunehmen ist.

Eiweiß:	Versuch I	Mann 28,9 (37,4) g
		Frau 27,8 (40,5) g
	Versuch II	Mann 22,5 (29,2) g
	Versuch III	Mann 30,9 (40,0) g

Richtlinien der Eidg. Komm. f. Kriegsernährung (EKKE): 60 g bei sitzender Lebensweise, davon die Hälfte tierischen Ursprungs.

Fett:	Versuch I	Mann 8,4 (11) g
		Frau 8,0 (11,7) g
	Versuch II	Mann 7,6 (9,8) g
	Versuch III	Mann 8,6 (11,2) g
	(EKKE: 50 g)	

Kohlehydrate:	Versuch I	Mann 211 (273) g
		Frau 207 (301,8) g
	Versuch II	Mann 139 (180) g
	Versuch III	Mann 164 (212,6) g

Dazu ist inbesondere auch zu bemerken, daß Dr. Kuratsune und seine Frau während der Versuchszeiten keineswegs der Ruhe pflegten, sondern daß der Mann seine volle Labor- und Berufsarbeit und die Frau den Haushalt besorgte und überdies einen Säugling fast voll an der Brust stillte!

Das an sich geringe Körpergewicht der beiden schlanken Personen ging dabei jeweils in den ersten zehn Tagen um 14–14½ % zurück, um dann aber stabil zu bleiben, nachdem der Organismus sich auf die äußerst sparsame und wirkungsvolle Nahrungsverwertung (Ernährungsökonomie) umgestellt hatte. Auch die Eiweißbilanz sank zuerst ab, erreichte dann aber ein Dauergleichgewicht. Der Körper konnte bei einem um etwa 15% verminderten Grundstoffwechsel die Körperwärme im Innern normal aufrechterhalten.

Und nun die Hauptsache: Diese Ernährung, die nach den in den Hungerlagern gewonnenen Kenntnissen aus Kalorien- und vor allem Eiweißmangel – dazu noch ohne alles tierische Eiweiß – unbedingt zu schwerem Hungerödem hätte führen müssen, ließ in Wirklichkeit jeweils die Blutwerte[3] nicht absinken, sondern sogar erheblich ansteigen und nie unter die Norm sinken. Am stärksten stiegen sie beim 2. Versuch, also bei der niedrigsten Eiweiß- und Kalorienzufuhr. Wie war das möglich? Was diese Hungerkost von der Lagerkost in den Hungerzeiten unterschied, war ihre Unerhitztheit, also Frischqualität, und, wie man heute weiß, gute Eiweißkombination.

«Lebensfrische Pflanzennahrung», so schloß Kuratsune, Bircher-Benner bestätigend, «muß also offenbar einen bisher unberücksichtigten und noch zu erforschenden Faktor enthalten, der die Entwicklung der Blutarmut in ihr Gegenteil umkehrt. Kein Zeichen krankhafter Blutveränderung wurde gefunden trotz der Beschränkung auf so wenig und dazu rein pflanzliches Eiweiß.» Ebenso verhielt es sich mit der Fähigkeit des Blutes, Infekte abzuwehren und mit dem Ausbleiben der Wassersucht («Hungerödem»). Statt zu sinken stieg sogar die Kampfkraft des Blutes gegen Krankheitserreger offenbar; denn selbst bei dem langen Winterversuch, als allerhand Influenza umging, blieben die Versuchspersonen heil und arbeitsfähig.

Diese so unglaublich erscheinenden Ergebnisse wurden von Kuratsune unter Leitung von Mizushima, aber auch durch eine Gegenprobe auf ihre Stichhaltigkeit geprüft. In der Versuchszeit III (81 Tage vom Spätwinter bis zum Frühsommer), wurde mittendrin eine kürzere Periode eingeschaltet, in welcher dieselbe Nahrungsart und -menge vorher eine Zeitlang auf 100°C erhitzt wurde, und da zeigte es sich, daß bei dieser gekochten Hungerkost prompt das Hungersyndrom mit allen seinen Symptomen eintrat, um aber nachher, bei der Rückkehr zur unerhitzten Versuchskost rasch wieder zu verschwinden.

Noch ein interessanter Umstand ist zu bemerken: Der japanische Gemüsebau verwendete nicht wenig Menschenjauche. Im Korea-Krieg, der gerade damals vor sich ging, ließen die Amerikaner deshalb in Japan größere Wasserkulturen anlegen, um ihre Truppen per Lufttransport mit hygenischem Frischgemüse statt Marktgemüse zu versehen. Kuratsune aber verwendete normales Feld- und Gartengemüse und war deshalb genötigt, es zu desinfizieren. Zu diesem Zwecke ließ er es jeweils ganz kurz in siedendes Wasser tauchen. So erreichte er genügende Desinfektion, aber offenbar ohne die spezifische Wirksamkeit der «Lebensfrisch»-Qualität zu beeinträchtigen.

Ein Hauptwert dieser (unter zuständiger Kontrolle von Prof. Mizushima und Prof. Yasuda durchgeführten) Versuche liegt in der Demonstration des sogar in einem so extremen Falle entscheidenden Einflusses der Frischqualität, wie Bircher-Benner sie in «Food Energy» mit dem 2. Hauptsatz der Energielehre begründet hatte, ein zweiter in der Demonstration der sehr weit gehenden Ökonomisierfähigkeit des Stoffwechsels, die sich zur Zeit der Frühmenschen bewährt haben muß, als die Ernährungsmöglichkeiten der Sammler zwischen momentanem Überfluß- und oft längeren Mangelzeiten wechselten. Selbst die Fähigkeit zur Muskelarbeit war bei Dr. Kuratsune in hohem Grade ökonomischer geworden. Während der ganzen Versuchsdauer konnte er seine normale Tagesarbeit durchführen, wobei, wie er schreibt, seine und seiner Frau Bewegungen «eigenartig leicht, flink und geschickt wurden». Als Drittes kam hinzu, daß seine Frau imstande war, ihren Säugling fast die ganze Zeit selber zu stillen.

Es war zu erwarten, daß diese umwälzenden Ergebnisse in Europa größte Beachtung fanden und alsbald deren Nachprüfung, Wiederholung und Weiterentwicklung unter unseren Verhältnissen an europäischen Universitäten unternommen wurde; denn die auf Wahrheit ausgehende Wissenschaft schaut sich ja in der Welt um, wo immer ernsthaft geforscht wird, und Kuratsunes Bericht war nicht nur in englischer Sprache erschienen, sondern auch in der Ärztezeitschrift «Hippokrates» (Sept. 1952, Stuttgart) in deutscher Sprache. Aber nichts dergleichen geschah. Gar nichts. Die Sache paßte eben ganz und gar nicht ins Konzept. Sie verschwand im «Geheimarchiv der Ernährungslehre». Es erschien klüger, sie zu verschweigen, als einen Widerlegungsversuch zu unternehmen. Für die zu neuem Wohlstand aufsteigende westliche Welt wäre eine Bestätigung nur peinlich gewesen und für die Entwicklungshilfe hätte sie zwar auf den Weg zu wirklicher Hilfe führen können aber – das ganze Geschäft verdorben.

Prof. Kuratsune steht in einem Brief, den er am 6. Oktober 1964 an uns richtete, zu seinen Ergebnissen und bemerkt dazu, daß es ihm natürlich nicht darum gegangen sei, eine solche Kost als Volksernährung vorzuschlagen. Er erachte es aber nach wie vor als ideal, ein verlängertes Leben in Gesundheit durch Einnahme relativ geringer Nahrungsmengen hauptsächlich pflanzlichen Ursprungs und hitzeunverdorben zu erstreben. Das ist auch unsere Meinung.

Und doch – müßten die Ergebnisse dieser Versuche nicht zum Elementarwissen eines jeden gehören, der sich mit Ernährung und Gesundheit befaßt?

[1] «*Experiment on Low Nutrition with Raw Vegetables*», von Dr. med. *Masanore Kuratsune*, Institut von Prof. M. Mizushima, Universität Kyushu, Japan. Kyushu Memoirs of Medical Sciences, vol. 2, Nr. 1–2, June 1951.

[2] «*The Essential Nature and Organisation of Food Energy*, and the Application of the Second Principle of Thermo-Dynamics to Food Value and its Active Force». By M. Bircher-Benner, M.D., London 1939. – Französische Ausgabe (noch lieferbar): «*De la nature et de l'organisation de l'énergie nutritive*», Presses Universitaires de France, Paris 1939, durch den Bircher-Benner Verlag CH-8703 Erlenbach ZH und D-638 Bad Homburg v.d.H. – Deutsche Ausgabe: «Vom Wesen und von der Organisation der Nahrungsenergie», Stuttgart 1936 (vergriffen).

[3] Erythrozyten, Hämoglobin und Plasmaeiweiß.

Organverpflanzung und Krebsabwehr

(1971

Im Springer-Verlag (New York) ist ein Buch erschienen – «Malignant Tumors in Organ Transplant Recipients», by Israel Penn, Chirurgieprofessor an der Medizin. Fakultät von Colorado (Dr. 6. 60) –, das den Nachdruck beim Krebs auf die Bedeutung der körpereigenen Abwehr legt. Die Zunahme der Krebshäufigkeit hänge mit der Abwehrlage zusammen. Noch etwas geht aus dem Buch hervor: Die Immunsuppressoren, die bei der Organverpflanzung (zum Beispiel von Nieren) verabreicht werden müssen, um die Ausstoßung des Fremdorgans durch den Organismus zu verhindern, verschlechtern die Abwehrlage so, daß vorhandene Krebsgeschwülste – ob bekannt oder nicht – beschleunigt zu wachsen beginnen. Malignität sei der Preis, der für Organverpflanzung bezahlt werden muß.

Größte Lebensleistung mit geringster Nahrungsmenge

Ergebnisse der McCay-Forschergruppe an der Cornell-Universität

Prof. Dr. Clive M. McCay, zeitweise Präsident der American Nutritionists, Leiter des Tierernährungsinstituts an der Cornell University, Ithaca N. Q., Träger der Bircher-Benner-Medaille:
«*Diet and Ageing*», in Vitamins and Hormones VII/1949.
«*Chemical Aspects of Ageing and the Effect of Diet upon Ageing*», in Problems of Ageing, 2nd ed. 1942.
«*Effects of Restricted Feeding upon Ageing and Chronic Diseases in Rats and Dogs*», in Amer. Journal of Public Health 37/5 1947.

Die Zwillingskälber-Fütterungsversuche von Wiad, Stockholm, ergaben (siehe S. 82), daß überfütterte Tiere (140% der «Norm») früher reifen und altern und eine wesentlich kürzere Ertragsdauer und Ertragsnutzen haben als «unterfütterte» (60% der «Norm»), und daß jene Nahrungsmenge, die den größten Ertrag an Milch ergibt, 40% unter der «Norm» und 55% unter der Höchstfuttermenge liegt (siehe Seiten 76/77).

Bemerkenswerter noch sind die abschließenden Forschungsberichte der McCay-Gruppe über deren zwanzigjährige Forscherarbeit. Ziel war die Abklärung der Frage, ob Lebensweise und insbesondere Ernährung imstande sind, die Lebensdauer zu erhöhen und sog. Alterskrankheiten zu verhindern. Die Cornell-Universität hat einen großen Namen, weshalb diesen Ergebnissen besonderes Gewicht zukommt.

Gleich zu Beginn stieß McCay auf erstaunliche Tatsachen, wie er schreibt: «Die Bemühungen der gesamten Ernährungsforschung waren bisher auf die Erforschung der ersten Lebenshälfte der Lebewesen gerichtet; die zweite Lebenshälfte hingegen wurde vernachlässigt, obwohl gerade sie für das Wohl der Menschen von Bedeutung ist ... Die Wachstumsgeschwindigkeit ist allzu leicht als Beweis für die Güte einer Ernährung angesehen worden ... Manche der heute für den Erwachsenen geltenden Ernährungslehren sind fragwürdig, weil sie auf Analogieschlüssen, die aus der Ernährung heranwachsender Tiere abgeleitet wurden, beruhen. Die Ernährungslehren pflegen Kompromisse darzustellen zwischen hergebrachten Gewohnheiten und Befunden in Tierversuchen im Wachstumsalter ... In der gesamten Ernährungslehre der offiziellen Medizinschulen herrscht als fraglose Voraussetzung die Auffassung, der Organismus müsse von der Wiege bis zur Bahre mit Überschüssen von Nahrung versorgt werden.»

Bei dieser Neigung der Forschung, ihre Kenntnisse aus Nutztieruntersuchungen zu gewinnen und die dort vorhandenen Zielsetzungen auf die menschliche Ernährung zu übertragen, werde zu wenig bedacht, daß es die Kosten der Endprodukte sind, welche bei der Nutztierhaltung entscheiden. Es heißt da: Wieviel Lohn und Futter erfordert das Kilo Fleisch oder der Liter Milch? Und da die meisten Fleisch- und Milchtiere geschlachtet werden, bevor sie ein Drittel ihres Lebensablaufs hinter sich haben, werden bei diesen Untersuchungen fast nur jene Faktoren berücksichtigt, die auf Futterverwertung und Lebenshaltung bis zum Schlachttag Einfluß haben. Beim Menschen dagegen bestehe das Ernährungsziel im Gegensatz dazu in bester Leistungsfähigkeit während der ganzen, möglichst langen Lebensdauer, und das ist etwas ganz anderes. Doch selbst bei Milchtieren würde eine Wiederverlängerung der Nutzdauer, die von 20 auf 3–5 Jahren zurückgegangen sei, unmittelbaren Nutzen bringen können (wie die WIAD-Ergebnisse, S. 82. dartun).

Die Arbeitsgruppe Prof. Clive M. McCay's begann ihre Großversuche mit weißen Mäusen und anderen Tiere im Jahre 1930, wobei sie im Laufe der beiden folgenden Jahrzehnte eine immer gründlichere Untersuchungstechnik herausarbeitete. Weiße Ratten – das meistverwandte Versuchstier – erreichen ein Alter von etwa 600 Tagen und leiden – in Gefangenschaft, aber gut gehalten – leicht an Lungen-, Ohren-Entzündungen und Geschwülsten, denen manche vorzeitig erliegen. McCay konnte diese «übliche Lebensdauer» fast verdoppeln und die Anfälligkeit für Krankheiten fast ganz zum Verschwinden bringen. Er erreichte das mit einer Ernährung, die einerseits ausgesprochen reich an Wirkstoffen (Vitaminen, Enzymen, Spurenelementen usw.), andererseits so arm an Nahrungsstoffen oder eigentlichen Kalorienträgern – Eiweiß, Fett und Kohlehydrate – war, daß die Tiere immer etwas hungrig blieben und in ihrem Wachstum verzögert wurden. Am meisten wurde in diesem Sinne erreicht, wenn diese Ernährungsweise mit der Entwöhnung der Jungtierchen einsetzte. Selbst nach 900 Tagen, also nach Überschreitung der üblichen Lebensdauer um die Hälfte, holten die Tiere ihr verschobenes Auswachsen noch spielend nach, wenn die Nahrungsmenge vergrößert wurde. Zwar wurden sie nicht mehr ganz so groß und schwer wie die von Anbeginn reichlich gefütterten Kontrolltiere, aber die so spät ausgewachsenen Ratten-Greise waren verblüffend beweglich, jugendlich, frisch und hübsch, mit glänzendem Fell und weichen Formen, ja sie waren, besonders wenn die Knappernährung weitergeführt wurde, statt auf reichlichere Verpflegung überzeugen, in diesem «Methusalemalter» sogar noch zeugungsfähig und überdies fast frei von Krankheiten! Und sie lebten noch 200 Tage weiter. Eine von ihnen wurde sogar 1456 statt 600 Tage alt, was beim Menschen etwa 150 Jahren entspräche.

Es war auch nicht so, daß diese Tiere in der langen vorangehenden Zeit der «Hungerkost» (bis zum 900. Tag) etwa lahm, leistungsreduziert und halblebendig gewesen wären, sondern ganz im Gegenteil, betont McCay: ihr ganzes langes Leben zeichnete sich durch Munterkeit, Unternehmungslust und gesunde Lebendigkeit aus. «Niemand hätte sagen können, daß sie zwar länger gelebt, aber weniger davon gehabt hätten. Ganz im Gegenteil!»

Wichtig ist sodann folgende Feststellung: Wenn man die Versuchstiere zuerst reichlich ernährte und erst in der zweiten Lebenshälfte einschränkte, wurde das Leben zwar immer noch verlängert, aber nur in bescheidenem Ausmaße. «Die bedeutendsten Lebensverlängerungen wurden durch Bremsung des Wachstums (also von Anfang an) erzielt.»

Dies ist im Hinblick auf Diskussionen über den Wert und die Nachteile der Akzeleration und vergrößerten Körperlänge während unseren letzten Generationen von Bedeutung, von Bedeutung auch im Hinblick auf die weltweite Diskussion über die Arteriosklerose-Ursachen, daß McCay fand: Selbst wenn man den knapp gehaltenen Ratten reichlich Cholesterin verabreichte, reagierten sie kaum darauf mit mehr als ganz geringer und vorübergehender Erhöhung des Cholesterinspiegels.

Zu ähnlichen Ergebnissen kam Prof. *M. B. Visscher* (Universität Chicago) fast gleichzeitig mit McCay. Dafür stand uns allerdings nur eine «*Time*»-Meldung aus dem Jahre 1947 zur Verfügung und wären die Originalveröffentlichungen aufzusuchen. Mäßiger Hunger verlängerte auch bei Visscher die Lebensdauer der weißen Mäuse wesentlich. Von 144 neugeborenen weiblichen Tieren ließ er die Hälfte so viel fressen, wie sie nur mochten. Der anderen Hälfte aber gab er nur zwei Drittel der Nahrungsmengen, welche jene verzehrten. Nach den ersten 240 Tagen erhielten 26 der «unterernährten» Tiere freien Nahrungszugang. Ergebnis: die hungrigen Mäuse waren zwar kleiner, aber aktiver, eifriger, lebendiger, bekamen weniger Krebs und andere Krankheiten und lebten länger, während von den «wohlgenährten» keine länger als anderthalb Jahre, viele der knappernährten aber mehr als zwei Jahre lebten. Die Hungrigen hatten zwar weniger Junge als die Überernährten; aber wenn man sie in einem Alter, in dem diese anderen bereits praktisch unfruchtbar geworden waren, auf reichliches Futter setzte, begannen die vormals Hungrigen sich rascher zu vermehren, als die Überernährten es je getan hatten.

Im Angesicht dieser Ergebnisse mag man sich daran erinnern, daß die meisten freilebenden Tiere normalerweise den größeren Teil des Jahres «unterernährt» und daß sie vermutlich von Natur so beschaffen sind, daß sie in ihrer Anlage diesem Normalzustand und der Notwendigkeit, dabei große Anstrengungen zur Nahrungsbeschaffung zu leisten, entsprechen, allerdings wohl auch gelegentlichem starkem Übermaß viel besser gewachsen sind.

Man kann sich auch fragen, ob nicht in unserer wissenschaftlichen Ernährungslehre der Begriff «Unterernährung» zu leichtfertig angewendet wird, wo es sich oft noch gar nicht um wirkliche Unterernährung, sondern vielmehr um ökonomische Ernährung handelt, und der Begriff «Überernährung» viel zu sehr umgangen und zu wenig ins Auge gefaßt wird, weil man dazu neigt, den Durchschnitt als Norm anzusehen.

McCay führte als Ergebnis seiner Forschungen den Begriff *«Gesamtlebensleistung»* in die Ernährungsphysiologie ein, weil sich ihm gezeigt hatte, daß auch in der Ernährung «der Tag nicht vor dem Abend zu loben» ist, wenn man wissen will, welche Qualität und Menge an Nahrung die beste genannt zu werden verdient. Die Gesamtlebensleistung ist *«Lebendigkeit plus Lebensdauer»*, anders gesagt, die Summe der Entfaltungs- und Selbstbehauptungsleistungen, die ein Individuum aufgrund seiner Anlagen zwischen Geburt und Tod zu vollbringen vermag. Man wird gut tun, diesen im Grunde selbstverständlichen, aber wichtigen und vernachlässigten Begriff «Gesamtlebensleistung» im Auge zu behalten und zu betonen angesichts der Tendenz, bei Tier und Mensch einseitig die Wachstumsgeschwindigkeit während der Jugendphase als Kriterium der Nahrungsqualität zu benützen, und der Tatsache, daß die durch die modernen Fortschritte der Medizin erreichten Lebenserlängerungen weitgehend eine durch chemisch-technische Hilfen gestützte «Krückengesundheit» darstellt.

Und schließlich werden wir mit diesen Erkenntnissen und dem Begriff «Gesamtlebensleistung» dazu gedrängt, endlich den Forschergeist wieder auf die Frage der Ernährungsökonomie zu richten, welchem sich der Zeitgeist mit dem unselig-sinnwidrigen Begriff *«Gesundheitswesen»* immer noch verweigert.

_____

Nach einem Ausschnitt («Time» 1947) ließ *Prof. M. B. Visscher* (Univ. Chicago) die Hälfte von 144 Mäusen von Geburt an nach Belieben, die andere nur ⅔ davon futtern: die Schmalkostmäuse waren weniger fruchtbar, aber lebhafter, kühner, und lebten ¼–⅓ länger. Auf Üppigfutter umgestellt brachten sie später noch mehr Junge auf die Welt, als die andern im Ganzen.

Knappe Kost – langes Leben

Beim Durchgehen medizinischer Fachschriften findet man zuweilen etwas, das aus dem Rahmen des Üblichen fällt. So zum Beispiel der einleitende Beitrag von *M. & R. Silberberg*, Universität Missouri, «Über den Einfluß der Ernährung auf die Lebensdauer» in der Schweizerischen Medizinischen Wochenschrift 90/16 (16.4.60). Die Autoren suchen die vorher in dieser Fachschrift nicht erschienene Arbeit der *Clive McCay*-Gruppe (Cornell University) abzulehnen, die aus Tierversuchen über zwanzig Jahre die Folgerung gezogen hatten, daß eine knappe, eben genügende, vollwertige Kost zu einer erheblichen durchschnittlichen Lebensverlängerung führt, als eine reichliche Fütterung.

Wir waren bisher auf keine Widerlegung von McCay's Ergebnissen gestoßen, weshalb wir uns diesem Aufsatz mit besonderem Interesse zuwandten.

Nach einer Plauderei über die «Auffassungen der Alten» und dem Hinweis auf einige neuere Untersuchungen – für derlei hat man immer dankbar zu sein, da man in unserer Zeit für jede Erweiterung der Kenntnisse dankbar sein muß – folgte allerdings keine eigentliche Widerlegung sondern nur das Argument (ohne Zahlenbelege), daß die starke Lebensverlängerung der McCay'schen Versuchstiere nur in größerer Jugendsterblichkeit infolge Unterernährung begründet sein könne.

Angesichts der sehr eingehenden und gründlichen Forschungen der McCay-Gruppe wurde diese Argumentation, mangels Zahlennachweis, lediglich damit unterstrichen, daß die Autoren Silberberg da, wo McCay von knapp genügender, aber vollwertiger Fütterung berichtet hatten, andauernd den Ausdruck «krasse Unterernährung» gebrauchten. Wäre die Jugendsterblichkeit größer gewesen, so hätte McCay dies bei dem zwanzigjährigen Versuch nicht entgehen können und er hätte es auch nicht unterlassen, das zu erwähnen. Wohl aber erwähnte er, daß die knapp ernährten Tiere langsamer heranwuchsen. Die Argumentation der Silberberg wurde auch dadurch fragwürdig, daß sie in dem umfangreichen Verzeichnis der von ihnen berücksichtigten Forschungen ausgerechnet jene Arbeiten ausließen, welche McCay's Ergebnisse bestätigten, nämlich jene von Vissher (Universität Chicago) und Hannson (Forschungsstation Wiad/Stockholm).

Der Schwerpunkt liegt nach McCay in der Vermeidung von Überernährung vom Beginn des Lebens an und im Training des Stoffwechsels auf größtmögliche Ökonomie, auf beste Nahrungsverwertung. Das ist den Silberberg völlig entgangen. Wenn sie am Schluß befriedigt feststellen, «daß Unterernährung die Lebensdauer bestenfalls nicht herabsetzt, keinesfalls aber günstig beeinflußt», so drücken sie zwar eine Selbstverständlichkeit aus, insoferne von echter Unterernährung die Rede sein kann, aber schreiben an den Ergebnissen von Cornell, Chicago und Wiad vorbei. Das ist ein unwissenschaftliches Vorgehen, ein Trick.

Als Streiflicht sei folgende Bemerkung aus dem Artikel erwähnt: «Da Ratten bei erhöhter Eiweißzufuhr leicht in negative Kalkbilanz geraten und an Kalkmangelkrankheiten zugrundegehen ...». Auf die Menschen übertragen bedenke man die durchschnittlich bei uns Eiweißüberernährten so schlechte Kalkbilanz trotz reichlicher Kalziumzufuhr und die wohlausgeglichene Kalkbilanz sowohl bei den *Bantu* (Untersuchung der *Walker*-Gruppe), wie bei den javanischen Reisbauern (Untersuchung von *van Veen* und *Postmus).*

«Diätkur» für Krankenhäuser

Hessens Sozialminister H. Schmidt habe 210 öffentlichen Krankenhäusern Hessens eine strenge Diätkur verordnet, berichtet der Frankfurter Korrespondent den Schorndorfer Nachrichten, wie wir einem Zeitungsausschnitt (August 1975?) entnehmen. Er will eine Preissenkung um 10% durchsetzen. Wenn die Pflegesätze so fürchterlich in die Höhe geschnellt sind, sei das nicht zuletzt, wie eine Überprüfung ergeben habe, einer «Klinik-Krankheit» selbst zu verdanken, die darin bestehe, daß sie «aus dem vollem wirtschaften»: Personelle Übersetzungen. Schwestern weigern sich, in anderen Abteilungen mit größerem Arbeitseinfall auszuhelfen, wenn sie selbst nicht voll ausgelastet sind. Keine verbindlichen Medikamentenlisten mit der Folge, daß unnötig teure Medikamente verschrieben werden. Fehlende Kommunikation, mangelhafte Abstimmung, Doppelkompetenzen. Fünfzehn verschiedene Arbeitszeiten: «Keiner kann kontrollieren, wer wann im Dienst zu sein hat.» Personalkindergarten mit 5 hauptamtlich angestellten Kindergärtnerinnen, aber nur 18 Kinder usw.

Wie aber, und das wird nicht erwähnt, wäre es, wenn auch für die Patienten eine strenge Diätkur verschrieben würde, statt sich allzusehr ihren oft üppigen Wünschen und Ansprüchen anzupassen. Damit könnten wohl sowohl Kosten gesenkt wie unbegründeter Zudrang abgehalten und vor allem bessere Erfolge erzielt werden. Aber ein Minister, der solches durchsetzen wollte, würde geköpft und geschleift, oder doch so vielen Widerständen und Querschlägen begegnen, daß er selbst ins Krankenhaus müßte.

Größter Milchertrag bei knappster Fütterung!

Die Fütterungsergebnisse von Wiad (Stockholm)

«Feeding Experiments in Identical Twins». From the Institute for Domestical Animal Improvement at Wiad (Stockholm). *Prof. Dr. Artur Hansson.* Okt. 1956.

Seit 1941 wurden in Wiad bei Stockholm eine Reihe von langfristigen Versuchen durchgeführt im Hinblick auf den Einfluß von mehr oder weniger reichlicher Ernährung der Jungtiere auf die wirtschaftlich wichtigen Qualitäten, um zu entscheiden, in welchem Grade ererbte Qualitäten durch Umwelteinflüsse, insbesondere kräftige Ernährung geändert werden können.

Das Experiment I umfaßte 9 Zwillingspaare. Die eine Gruppe wurde bis zum ersten Kalben knapp und spärlich, die andere reichlich forciert gefüttert. Der ersten führte man 1928, der zweiten 2705 Kalorien im Tag zu während der ersten 27 Monate. Die zweite Gruppe erhielt u. a. konzentrierteres Futter (Futterkuchen). Das Experiment II begann 1943 mit 8 Zwillingspaaren bei etwas geringerem Mengenunterschied (2196 gegen 3480 g).

Da die Ergebnisse nicht mit der herrschenden Auffassung im Einklang ausfielen, wonach reichliche Kraftfütterung von Jungtieren für befriedigende Konstitutionsentwicklung, Fruchtbarkeit, Milchertrag und Ertragsdauer als zweckmäßig und erforderlich galten, wurden die folgenden zwei Experimente mit 16 und 27 Zwillings-Kälberpaaren unternommen, die in 4–5 Gruppen aufgeteilt wurden.

Die Ergebnisse der verschiedenen Fütterungsintensität war bei allen Paaren gleich, obwohl es sich um solche von sehr verschiedenen Viehtypen handelte, von ausgesprochenen Milch- bis zu Masttypen. Es darf deshalb mit Recht geschlossen werden, daß die Resultate einen hohen Grad allgemeiner Gültigkeit haben.

Insbesondere ging daraus hervor, daß intensiv gefütterte Tiere früher reifen, aber auch vorzeitig altern und insgesamt eine kürzere Ertragsdauer aufweisen. Das Gesetz des sinkenden Ertrags gilt also auch für den Wachstumsprozeß.

Milchertrag: Den größten Milchertrag erbrachte jene Gruppe, die nur 60% der als Norm geltenden Futtermenge erhielt, während jene, die 100% und 140% der Normmenge gefüttert erhielten 100 und 539 kg weniger Milch gaben. Für die folgenden Laktationsperioden waren die Ergebnisse wie folgt:

Fütterung 60% der Norm: 3643 kg Milch
Fütterung 100% der Norm: 3177 kg Milch (466 kg weniger)

Fütterung 140% der Norm: 2623 kg Milch (1020 kg weniger) Etwas höher war hingegen bei intensiver Fütterung der Fettgehalt. Dabei war die Mineralstoffergänzung für alle Gruppen gleich gehalten.

Offensichtlich werden die Vorteile knapper Fütterung mit dem Älterwerden in wachsendem Ausmaß fühlbar.

Auch die Ertragsdauer der Milchtiere erwies sich bei den Wiad-Versuchen durch die Intensivierung der Fütterung als beeinträchtigt. *Knapp gefütterte Tiere lebten 95 Monate, ihre überfütterten Zwillinge aber nur 75 Monate, bis ihre Produktionsperiode zu Ende ging.* Dieser Unterschied in der Lebensdauer und in der Leistungsdauer ist offenbar die Überforderung zuzuschreiben, die dem Gesamt-Organismus durch die Überfütterung zugemutet wird.

In den Versuchen III und IV wurde auch ein großer Unterschied in der Atmungs- und Pulsgeschwindigkeit der Tiere festgestellt: bei 60%iger Fütterungsintensität 19,0 und 72,2, bei 100%iger 25,8 und 76,2 und bei 140%iger 29,3 und 81,7.

Ähnliches hatte bekanntlich schon vorher *Clive M. McCay* (Cornell) in 20jährigen intensiven Versuchen mit weißen Mäusen und anderen Tieren festgestellt und hat *Zwicky* (Zürich) der schweizerischen Milchwirtschaft vorgeführt. Es handelt sich also um Nachweise des Ökonomiegesetzes der Ernährung, das nach McCay wie folgt zu fassen ist: *Gesamtlebensleistung und Gesundheit werden am größten bei einer Nahrungsmenge, die den physiologischen Bedarf gerade deckt oder nur unwesentlich überschreitet. Jeder andauernde Überschuß beeinträchtigt sie, statt sie zu mehren.*

Japan 1969

Japan: «Der Kalorienbedarf Japans beträgt im Vergleich zu Deutschland, England und Frankreich nur 77½%. An Fleisch, Eiern und Fisch konsumiert man sogar nur 46,7%, während der Verbrauch an Gemüse bei 121,6% liegt» («Robert Jordan berichtet» im «Wiener Kurier», Okt. 69). «Jetzt wird klar, weshalb Japan geistig und wirtschaftlich nicht vorankommt und so weit hinter dem Westen zurückbleibt.» Nach allgemeiner Auffassung müßten sie doch viel mehr tierisches Eiweiß zu sich nehmen, um uns auch nur einigermaßen in der Entwicklung folgen zu können. Übrigens ist «Kalorien-*bedarf*» gut gesagt. Der Kalorienbedarf wechselt offenbar je nach dem Meridian: Wir haben fast 50% mehr Kalorien nötig, weil wir auf dem 10. statt auf dem 140. Meridian wohnen ...

Prof. Eimers Rohkost-Sportstudenten

PD Dr. med. Karl Eimer (später ord. Professor) an der Medizinischen Klinik von Prof. Schwenkenbecher der Universität Marburg, in der «Zeitschrift für Ernährung», Juli 1937, Joh. Ambr. Barth, Leipzig.

Ob reine, einseitig pflanzliche Rohkost zu körperlichen Hochleistungen im Sport befähige – dieser Frage galt der Sportstudentenversuch von Eimer. Dem Experiment unterzogen sich drei körperlich gesunde, kräftige, jugendliche Sportstudenten, von denen besonders zwei über höchste körperliche Leistungsfähigkeit verfügten und in mehreren Sportzweigen Spitzenleistungen erbracht hatten. Diese drei Versuchspersonen waren an die landesübliche gemischte, eiweißreiche und rohkostarme Normalkost gewöhnt und bei dieser trainierten sie sich zunächst in einer Vorperiode auf ihre sportlichen Bestleistungen. Der Versuch sollte nun ergeben, ob sie diese Bestleistungen bei reiner Rohkost durchzuhalten vermöchten, also ohne daß das Training dabei noch eine Rolle spielen konnte. Die Normalkost, an die sie gewöhnt waren, führte im täglichen Durchschnittswert etwa 100 g Eiweiß, 150 g Fett, 230 g Kohlehydrate, 14,5 g Kochsalz, 2100 g Wasser und 3160 Kalorien zu (Durchschnittswerte).

Während der Vorperiode und selbstverständlich gleichermaßen während der Versuchsperiode wurde das Allgemeinbefinden sorgfältig beobachtet und mit genauesten Stoffwechselbilanzen geprüft, so auch während der abschließenden kurzen Normalkostperiode. Die Nahrungsmengen und auch die Ausscheidungsmengen (Stuhl und Urin) wurden so sorgfältig wie möglich erfaßt.

Die sportlichen Leistungen bestanden in Langstreckenlauf, Rudern, Wasserspringen und Geräteturnen und wurden genau überwacht, Rudern und Laufen mit der Stoppuhr zeitlich kontrolliert. Es handelte sich also sowohl um Dauer- wie um Kraft- und Geschicklichkeitsleistungen.

Nun die Versuchsnahrung: Sie war von einer Kühnheit, zu welcher anzuraten wir kaum gewagt hätten. Nach der Vorperiode, also auf der Trainingshöhe, erfolgte von einem Tag auf den andern ein völlig unvermittelter Übergang auf Rohnahrung, die den Versuchspersonen ganz ungewohnt war: Obst, Gemüse, Nüsse, ganz unerhitzt und frisch, zubereitet mit Beigabe von äußerst geringen Mengen von Milch und Ei, soweit dies zum Schmackhaftmachen als nötig erschien. Dabei wurde die Eiweißmenge pro Tag von 100 auf nur etwa 50 g fast rein pflanzliches Eiweiß halbiert und die Kochsalzmenge von 14,5 auf 2,5 g im Tag vermindert, während die Kalorienmenge ungefähr gleich hoch gehalten wurde (um 3150 Kal.)

Dieses Experiment hätte, so ist man zu sagen versucht, wohl kaum besser angelegt werden können, wenn man darauf ausgegangen wäre, die Frischkost als für Sporthochleistungen untauglich zu erweisen. Noch niemand hatte so etwas erprobt oder auch nur vorzuschlagen gewagt. Dazu kam die Zumutung eines plötzlichen Übergangs ohne jede Angewöhnung bei völlig Ahnungslosen, in den allgemeinen Ernährungsbegriffen befangenen jungen Leuten mit den erfahrungsgemäß bei so starkem und unmittelbarem Wechsel zu erwartenden Übergangsschwierigkeiten.

Tatsächlich kam es bei allen drei Versuchspersonen zu einem Gewichtsverlust von 1,5 kg, der nach Rückkehr zur Normalkost rasch wieder aufgeholt wurde, und stellten sich in den ersten Tagen «gewisse körperliche Mißempfindungen» ein, «die aber bald schwanden und dem normalen Wohlbefinden wichen».

Nun die sportlichen Ergebnisse: «*Ein Nachlassen der sportlichen Leistungen war bei keinem der Studenten nachweisbar; bei einem von ihnen besserten sie sich mit dem körperlichen Wohlbefinden sogar. Besonders fiel dies im Geräteturnen auf, wo er Resultate erzielte, wie er sie im ganzen Jahr weder vorher noch nachher erreichte.*»

Und nun die Stoffwechselergebnisse: «Das Stoffwechselgleichgewicht erhielt sich während der Rohkostperiode konstant, ja es zeigte sich sogar meist ein minimaler Stickstoffansatz (Verbesserung der Eiweiß-Bilanz). Die Ausnützung der Rohkostnahrung war verhältnismäßig gut, ebenso die Bekömmlichkeit. *Die Aufnahme der notwendigen Kalorienmengen in Form von Rohnahrung machte keinerlei Schwierigkeiten.* Die Rohkost nahm den Organismus kaum wesentlich anders in Anspruch als eine Normalkost, belastete vor allem den gesamten Verdauungstraktus keineswegs. Es traten weder Blähungen noch Durchfälle noch sonstige Verdauungsstörungen auf.» Die Angaben über vermehrtes Wohlbefinden und die bessere Leistungsfähigkeit wurden durch Prof. Eimer aus dem Absinken des Säureüberschusses im Harn und dem sehr beachtenswerten Ansteigen der Alkalireserve des Blutes (um etwa 20%) erklärt, sowie aus der Befreiung des Organismus von einem nicht unerheblichen Wasserballast (Gewichtsrückgang!). Die Ausnützung des pflanzlichen Eiweißes – bei halber Gesamtmenge – erwies sich als kalorisch und mengenmäßig etwas ungünstiger als jene des tierischen Eiweißes, wenn der Unterschied auch lange nicht den Erwartungen entsprach. Qualitativ war sie aber bedeutend günstiger, denn «es vermochte der Organismus mit auffallend niedrigen Eiweißmengen von zumeist pflanzlicher Herkunft hauszuhalten und auszukommen.»

Daß der Versuch Eimers auf drei Versuchspersonen beschränkt war, verbietet weitergehende Schlußfolgerungen, vermindert aber keineswegs den Wert des Experiments, das so viele weitverbreitete und von Autoritäten vertretene Auffassungen derart eindeutig widerlegte, daß eine umfangreichere Kontrolle sich für eine wissenschaftliche Welt, die etwas auf sich hält, aufdrängte. Die Ergebnisse waren in einer bekannten Fachschrift erschienen, die sich durch Sachlichkeit und Unvoreingenommenheit auszeichnete. Aber nichts dergleichen geschah. Um so mehr muß heute, nach mehr als 40 Jahren darauf gehalten werden, daß der Eimersche Sportstudentenversuch in größerem Maßstab und mit heutigen Kontrollmitteln wiederholt wird.

Arbeiten von Prof. Dr. Eimer über Rohkostprobleme.

Rohkoststudien:

I. Mitteilung: «Der Einfluß der Rohkost auf den Wasser- und Kochsalz-Haushalt des Gesunden», Zeitschrift für experim. Med. 69, 1930, H. 5/6, S. 679.

II. Mitteilung: «Die Rohkostbehandlung des dekompensierten Kreislaufes», Zeitschr. f. klin. Med. 1930, Bd. 112, H. 5/6, S. 477.

III. Mitteilung: «Die Bedeutung der Rohkost für die diätetische Behandlung des Nierenkranken», Zeitschr. f. klin. Med., Bd. 113, H. 2, S. 224.

«Kochsalzarme Ernährung und Magensekretion», Deutsch. Med. Wo. 1930, Nr. 24.

«Rohkost bei Nierenkrankheiten», Zeitschr. f. d. ges. phys. Therapie 1930, H. 6, S. 277.

Rohkoststudien: IV. Mitteilung: «Rohkost als Entfettungsdiät», Zeitschr. f. klin. Med. 1930, Bd. 114, H. 4/5, S. 522–537.

«Rohkost als Heilnahrung», Die Med. Welt 1931, Nr. 6 u. 7.

«Ist die Rohkosternährung ein therapeutischer Fortschritt?», Fortschr. d. Therapie 1931, H. 1, S. 1–5.

«Inwieweit ist eine Beeinflussung des Säurebasenhaushaltes durch Rohkost möglich», Verhandl. d. Congr. f. inn. Med., 43. Congr. 1931, S. 163.

«Ernährungsmoden Gesundheitslehrer», 1932, H. 3, S. 206.

«Ernährungs- und Diätprobleme», Ergbn. D. ges. Med., Bd. 17, 1931, H. 1/2, S. 41–112.

«Indikationen der Rohkosternährung», Klin. Wo. 1932, S. 203–206.

«Der Eiweißstoffwechsel unter Rohkost bei gleichzeitigem sportlichem Training», Zeitschr. f. exp. Med. 1932, Bd. 81, S. 703–727.

«Rohkost und Wärmeregulation», 1932, Deutsch. Arch. f. klin. Med., Bd. 173, S. 314–329.

«Der Einfluß der Ernährung auf die Oxalsäureausscheidung und den Kolloidschutz des Harns beim Menschen», Zeitschrift f. klin. Med., 1932, Bd. 122, H. 1/2, S. 1–22.

«Eine einfache und prakt. verwendbare kochsalzfreie Diät», Fortschr. d. Therapie 1933, H. 4, S. 201–205.

Hindhede

Mikkel Hindhede, Sohn eines Bauern in Jütland (Dänemark), bestand in den 1880er Jahren sein Doktorexamen an der Universität Kopenhagen mit einer Auszeichnung, wie sie so ehrenvoll seit fast 50 Jahren nicht mehr erteilt worden war. Man setzte in akademischen Kreisen große Hoffnungen auf den jungen Arzt. Aber statt seine Fähigkeiten in den Dienst der Fakultät zu stellen, nahm er die Landarztstelle seines Heimatdorfes an. Etwas später wurde er als Leiter des neuen Skanderborg-Spitals berufen. Er nahm diese ehrenvolle Stelle zwar an, aber erfüllte die Aufgabe auf ungewöhnliche Weise, indem er selten Medikamente verabreichen ließ und nur ausnahmsweise operierte. Sein Verhalten rief bei manchen Kollegen Ärgernis hervor und zog ihm Vorwürfe zu. Aber er erwies sich als ein unbestechlich selbständiger Kopf. Die Medikamentenrechnungen waren um 75 Prozent niedriger als anderswo und obwohl er bei Blinddarmentzündungen nie operierte, hat er dennoch in 17 Jahren keinen einzigen Fall verloren. Als die Ärzteschaft Dänemarks die Forderung erhob, er müsse zurücktreten, sagte er in seiner Verteidigungsrede: «Es scheint, daß es Ihnen besser gefallen hätte, wenn ich mein Spital so schlecht geführt hätte, daß viermal mehr Patienten gestorben wären», und da seine sieben Ärzte keine Klage wider ihn hatten und das Krankenhaus besonders gute Ergebnisse aufweisen konnte, mußte die Anklage fallen gelassen werden.

Mikkel Hindhedes Vater war ein prächtiger Kerl gewesen, einfach, selbständig und charaktervoll. Er hatte nicht viel von Medikamenten gehalten und den Jungen schon früh gewarnt: «Bester Mikkel, du darfst nicht rauchen, du darfst nicht trinken, noch irgendwem bürgen!» Als Mikkel dann in der Physiologie-Vorlesung hörte, daß der Mensch einer täglichen Eiweißzufuhr von 118 g bedürfe, sagte er sich: dann habe ich ja bisher ganz verkehrt gelebt. Die Kost, die mich mein Vater gelehrt hat, war ja gefährlich falsch. Wie ist es möglich, daß er, die Mutter und ich selbst dabei so zäh und gesund geworden sind. Ich will jetzt aber mehr Fleisch essen, dann werde ich stärker. Er aß fortan viel mehr Fleisch, wurde dabei aber seltsamerweise immer schlapper. Darauf hielt er es wieder wie vorher mit wenig Fleisch und nahm, noch als Leiter des Krankenhauses in Skanderborg den Selbstversuch auf, um zu sehen, mit wie wenig Eiweiß der Mensch sich wohl und kräftig fühlen könne. Er machte den Versuch ganz für sich ohne alles Aufheben. Wie zu Hause hielt er sich dabei auch an die Nahrung der Jahreszeit und lebte zum Beispiel im Juni–Juli vorwiegend von neuen Kartoffeln, Milch und viel Erdbeeren. Dabei stellte er seine tägliche Eiweißzufuhr fest. Sie betrug rund 25 Gramm, weniger als ein Viertel von dem, was der Professor als Bedarf genannt hatte, und was, wie er nachschlug, sämtliche Kapazitäten verlangten.

Wie lange würde er das wohl aushalten können? Das war die Frage. Aber er machte sich darüber keine Sorgen. Das würde er schon rechtzeitig merken und – bevor das letzte Stündlein nahte – sein Leben mit einem Beefsteak retten. Gespannt beobachtete er sich. Wochen, Monate vergingen und er spürte nichts, fühlte sich sogar außergewöhnlich wohl, arbeitslustig und in Form. Seine Familie schloß sich der Kost an und blieb dabei.

Es lag darin zwar eine arge Entwertung von dem, was weltbekannte Autoritäten verkündeten; aber das kümmerte Hindhede nicht. Ihm ging es einfach um die Wahrheit. Das war typisch für ihn. Seine «Lehre» blieb auch später für ihn eine Privatsache. Es ging ihm nie darum, «Anhänger» zu gewinnen oder die gewonnenen Erkenntnisse den Kollegen aufzudrängen. Erst dann schritt er zum Kampf, als er zur Verteidigung genötigt wurde. Seine Weltauffassung war einfach: unbedingte Wahrheitsliebe und unbestechlich selbständiges Denken.

In einer seiner Arbeiten hatte er auch darauf hingewiesen, daß das bei der Viehfütterung erhaltene Eiweiß stark überschätzt werde und daß man die teuren, aus dem Ausland eingeführten Ölkuchen weitgehend durch einheimische Rüben ersetzen könne. Daraus entstand der sogenannte Rübenstreit bei den Landwirten Dänemarks. Führende Bauern setzten sich für den Rübenbau ein und hatten damit so guten Erfolg, daß die ganze Landwirtschaft revolutioniert wurde. Das verschaffte ihm Zutrauen bei den Bauern und auf ihre Anregung hin entstand, trotz erbitterten Widerstandes der Ärzteschaft, ein aus öffentlichen Mitteln unterhaltenes Staatsinstitut für Ernährungsforschung, an dessen Spitze Hindhede berufen wurde. Dieser war nun ein bekannter Mann und sein Wort galt in weiten Kreisen.

Inzwischen waren die Ergebnisse *Chittendens* in Amerika erschienen, Ergebnisse von Versuchen an Menschen mit ökonomischer Eiweißzufuhr, welche Hindhedes Auffassung bestätigten, und dieser unternahm die bekannten Madsen-Versuche, welche zeigten, daß 32 g Kartoffel- und Vollkorn-Eiweiß im Tag voll ausreichten, um einen kräftigen jungen Mann während vieler Monate gesund und körperlich arbeitskräftig zu erhalten. Hindhede zog daraus den Schluß, nicht etwa daß nun alle Welt so eiweißknapp leben sollte, aber doch, daß rund 60 (statt 188) g Eiweiß auf die Dauer reichlich genügen, so wie es sich bei ihm und seiner Familie seit langem bewährte. Seine Ergebnisse wurden nun von einzelnen Autoritäten wie Prof. *Abderhal-*

den in Halle, später Zürich, und Prof. *Tigerstedt* in Helsingfors anerkannt und Berichte darüber im angesehenen «Skandinavischen Archiv für Physiologie» aufgenommen.

Als nun im Ersten Weltkrieg die Nahrung knapp und zu Beginn des Jahres 1917 gar noch von den Alliierten die Blockade über Europa verhängt wurde, fiel der Schlag für Dänemark besonders hart aus. Landwirtschaft war Haupterwerb dieses Landes. Sie gehörte zu den fortgeschrittensten, am meisten industrialisierten des Kontinents. Schweinespeck und Kochbutter – Hauptausfuhrprodukte – wurden hauptsächlich mit eingeführten Futtermitteln – Mais, Roggen und vor allem Ölkuchen – erzeugt und die Versorgung damit sank nun auf einmal auf 30%. In der Schweiz kam es damals zu argen Hungerzeiten, Krankheiten, entsetzlicher Grippeepidemie und sozialen Unruhen.

Im eilig bestellten Haushaltausschuß Dänemarks wurde Hindhede zum Vorsitzenden bestellt. Seit Jahrzehnten hatte er ja seine Forscheraufmerksamkeit der unteren Grenze des Nahrungsbedarfs zugewandt, so daß er den erlösenden Plan zur Abwendung einer Hungersnot, wie sie im angrenzenden Deutschland in fürchterlichem Ausmaß folgte, sozusagen aus der Tasche ziehen konnte, und da er die Landwirte zu Freunden und Prof. Möllgaard zum überzeugten Beistand hatte, mit einmütigem Beschluß durchzusetzen vermochte. Der Plan erwies sich als so trefflich, daß die Welt staunte.

Menschen oder Schweine – eines von beiden muß verhungern, erklärte Hindhede. 80% der vorhandenen Schweine wurden zu hohen Preisen an Deutschland und Großbritannien verkauft, wo Fachwelt und Öffentlichkeit noch fraglos an den hohen Eiweißbedarf glaubend über den unverhofften Zuschuß frohlockten. Die Zahl der Milchkühe wurde auf zwei Drittel vermindert, das Bierbrauen halbiert und das Schnapsbrennen gänzlich abgestellt (um Korn und Kartoffeln für die Menschen zu erhalten). Hindhede sorgte für die allgemeine Einführung von Vollkornbrot in Gestalt von großen, derben, flachen, mürben Fladen. Gemüse- und Obstbau wurde eifrig gefördert und die Bereitwilligkeit des Volkes mit einer kleinen Druckschrift gewonnen. Obwohl die Butterration mit einem halben Kilo pro Woche auf die Hälfte des bisherigen Verbrauchs und die Fleischration auf 40 Gramm pro Tag herabgesetzt wurde, kam es weder zu Schwarzhandel noch Unzufriedenheit. Aber – und das ist das Bemerkenswerteste – die Reichen erhielten zwar ohne weiteres mehr Butter und Fleisch, ja auch Weißbrot und Brötchen, nur sehr viel teurer, aber billig und reichlich genug erhielt jedermann Kartoffeln, Gerstengrütze und Vollkornbrot sowie Frischmilch wie bisher. Das dunkle Fladenbrot war so gut, daß sich männiglich nach 1–2 Wochen gerne daran gewöhnte. Das alles gelang ohne Schwierigkeiten, Warteschlangen noch Hamstern. Die Milch wurde sogar besser befunden. Kein Wunder: die Kühe lebten ja nun von natürlichem Grasfutter. Die ganze, vorher der Schweinemast vorbehaltene Kleie diente jetzt direkt der Ernährung. Daß Kleie unverdaulich sei, glaubte zwar noch die ganze Welt; aber bereits damals und später widerlegten *Wiegner, Johansson* und *Heupke* diesen Irrtum. Sie bewiesen, daß Kleie ebenso vollständig ausgenutzt wird wie feinstes Weißmehl, nur langsamer, was ein Vorzug sei und daß Kleie die meisten Mineralstoffe und fast alle Vitamine und die hochwertigen Eiweißarten des Kornes enthält.[1]

Hindhede hatte durch seine Versuche an Menschen – an sich und Madsen, nicht an Tieren! – überzeugend bewiesen, daß der Mensch zur Deckung seines Eiweißbedarfes weder Fleisch, noch Eier, noch Käse, ja sogar nicht einmal Milch sich zuführen muß und die Schlußfolgerung gezogen: «Du brauchst die Eiweißfrage nicht zu stellen. Von diesem Stoff bekommt man» (unter Friedensverhältnissen) «stets genügend, es handelt sich eher darum, nicht zu viel davon einzunehmen.»

Man bedenke, wie weise sein Noternährungsplan ausgedacht war: es fiel ihm nicht ein, den Leuten, die in seinen Versuchen gefundenen und bewährten Minimalmengen zuzumuten. Er reduzierte nur so weit nötig, ließ den Reichen ihre Unvernunft und verbilligte dafür die gesunden Nahrungsmittel reichlich!

Das Erstaunlichste aber kam unerwartet: Hindhede riß für sein Land dem Grippe-Ungeheuer, das gegen Ende des Ersten Weltkrieges Europa und zumal Dänemarks Nachbarländer überfiel und im Jahre 1918 mehr Opfer verschlang als der Krieg, sozusagen den Stachel aus. Seine Ernährungsordnung beschwor nicht nur Hunger, Teuerung und soziale Unrast, sondern auch den Schrecken der Grippeepidemie. Weit und breit war Dänemark damals das einzige Land, dessen Sterblichkeit in normalen Grenzen blieb. Die einzig mögliche Erklärung für dieses Phänomen, das wie ein Wunder erschien, besteht darin, daß dieses Vorgehen die natürliche Abwehrkraft der Bevölkerung mobilisierte durch zwar genügende, aber knappe Nahrung, reich an Schutzstoffen, arm an tierischem Eiweiß, Zucker- und Weißmehlspeisen, das hatte u.a. eine besonders gesunde Darmfunktion ohne Eiweißfäulnis zur Folge.

Nach dem Kriege aber geschah Merkwürdiges: die Welt vergaß, verdrängte das Rationierungswunder von Dänemark und die große Leistung Hindhedes. Es zog ein böser Geist herauf. Aus dunklen Gründen suchte eine Kopenhagener Dozentin, Frau Dr. med. J. Christiansen, Hindhedes Ansehen

90

zu schwärzen. In Fachblättern und Presse und bei Vorträgen, die sie auch nach Deutschland und in die Schweiz führten, behauptete sie, das sei alles Lug und Trug gewesen. Die Dinge hätten sich ganz anders zugetragen, und was sie sagte, wurde von interessierten Kreisen eifrig verbreitet. Dabei stellte sie viele Tatsachen rundweg auf den Kopf. Nach einem dieser Vorträge schrieb z. B. der Leiter des Schweizer Bauernsekretariats in der Schweizer Presse, als der Zweite Weltkrieg mit ähnlichen Nöten drohte, vom «Hindhede-Schwindel», und schloß den Bericht mit den Worten: «Auch in unserem Lande gibt es Ernährungsreformer, die hauptsächlich zu geschäftlichen Zwecken den Genuß tierischer Nahrungsmittel bekämpfen und das Schweizervolk zu einer vegetarischen Kost auf landesfremder Basis ... verführen wollen.» Dabei war die Christiansen schon am 29. Juni 1934, also vier Jahre vorher, vom Kopenhagener Oberschiedsgericht wegen ihrer unrichtigen Behauptungen verurteilt worden – «alles, was sie in bezug auf Dr. Hindhede und die dänische Regierung gesagt und geschrieben hatte, war unberechtigt. Sie wurde darauf sogar von der dänischen Ärztegesellschaft ausgeschlossen, und der Dänische Reichstag verlieh Hindhede einstimmig eine Ehrenrente als dem geistigen Vater und Organisator der Kriegsversorgung. Die britische Ärztezeitung «Lancet» (Februar 1938) bestätigte aufgrund statistischer Untersuchungen den Rückgang der Sterblichkeit in Dänemark von 1916 auf 1917 um 34 % als Folge von Hindhedes Versorgungslenkung und das Ausbleiben eines Steigens der Todesfälle über das Niveau von 1916 zur Zeit der hochvirulenten Grippewelle von 1918.

Bircher-Benner gelang es dann, die Eidg. Kriegsernährungs-Kommission genügend darauf aufmerksam zu machen, und deren Präsident, Prof. Dr. med. *A. Fleisch* (Lausanne), setzte in der Planung und Durchführung der schweizerischen Rationierungszeit (1939–1946) gegen größte Widerstände ähnliche Maßnahmen mit ausgezeichnetem Erfolg durch[2]. Aber auch das ist in der Folge «verdrängt» worden und heute von Fachwelt und Öffentlichkeit so gut wie vergessen.

Bei alledem ist zu bemerken, daß Hindhede immer ein außerordentlich bescheidener Mensch blieb, der nicht darauf ausging, eine Schule» zu gründen, sondern nur der Wahrheit auf die Spur zu kommen. Aber ist es nicht traurig, unbegreiflich, unverzeihlich, daß dieser Einzigartige heute glattweg totgeschwiegen wird. Man findet weder im Brockhaus-Lexikon noch in der Encyclopedia Britannica noch in Fachlehrbüchern, soweit sie mir bekannt sind – auch nur ein Wort über ihn, seine Forschungen und Leistungen. Man hat ihn ganz und gar ins «Geheimarchiv der Ernährungslehre» versenkt.

Muß wohl wieder eine große Ernährungsnot über uns kommen, bis man sich an Hindhedes Leistung erinnert? Und wie anders, wie viel segensreicher wäre z. B. die Entwicklungshilfe an der «Dritten Welt» ausgefallen, wenn man Hindhedes Werk nicht verstoßen und verdrängt hätte!

[1] Vier Jahrzehnte später erfolgte dann die Neu-«Entdeckung des hohen Gesundheitswertes der Kleie» wegen ihres Zellulosegehaltes und ihres heilsamen Einflusses auf die Verdauung! Aber schon vor dem Ersten Weltkrieg hatte Hindhede nachgewiesen, daß die verschwenderischerweise als Viehfutter verwendete Kleie «eines unserer allerwertvollsten Nahrungsmittel ist, daß sie vom Menschen ebensogut verdaut wird wie vom Haustier und daß die moderne Methode, sie vom Korn zu scheiden, deshalb ganz verwerflich ist» – jetzt gesichertes Wissen.

[2] «Ernährungsprobleme in Mangelzeiten. Die schweizerische Kriegsernährung 1939–1946.» Von Prof. Dr. med. *Alfred Fleisch.* 520 S., 35 Abb., 163 Tab., 1 Taf., Benno Schwabe & Co Verlag Basel 1947.

Massai und Kikuyu

In das Geheimarchiv der Ernährungslehre verschwand auch der Kenya Medical Department Annual Report «*Discussion of the Masai and Digo Findings in Relation to the State of the Public Health of the Colony as a Whole,* gedruckt in Nairobi 1935. Damit trat der Director of the Medical Services, *A. R. Patterson,* dem weltweit verbreiteten und nur allzu gern geglaubten Bericht von *Sir John Boyd Orr* und von *Gilks* im British Medical Council entgegen und entkräftete ihn.

Die Massai, Herrscherkaste an den großen Seen, waren als prächtige und gesunde Kriegerhirten der Kikuyu-Landbevölkerung gegenübergestellt, welche als kleiner und schwächlich hingestellt wurden. Die Massai lebten einseitig von Fleisch, Milch und Blut (aus den geritzten Halsadern der Ochsen gezapft), die Kikuyu fast nur von Pflanzennahrung.

Patterson erhob, daß bei den Massai die Zeit kräftigen Mannestums überaus schnell zu Ende ging und daß sie meist lange vor der Lebensmitte an mancherlei Leiden erkrankten: chron. Dyspepsie, Paradentose, rheumatische Arthritis, Arteriosklerose, im Eiter wackelnde Zähne, steife und schmerzhafte Gelenke und Muskeln, früh verkrüppelt, gekrümmt und Infektionen erliegend; während die Kikuyu viel gesünder waren, und *Julian Huxley* 1932 in der «African Review» von Kikuyu-Frauen berichten konnte, wie sie 115 kg schwere Lasten auf dem Rücken durch Nairobi trugen.

Das Chittenden-Experiment

Prof. Dr. med. Russel H. Chittenden: «Physiological Economy in Nutrition» (Heinemann London 1905), *The Nutrition of Men* (Stokes New York 1907).

Prof. Chittenden, zu seiner Zeit weitbekannter Physiologie-Dozent an der Harvard-Universität, war der erste Ernährungsforscher, der die Frage der Ernährungs-Ökonomie anging, ihre Bedeutung erkannte und betonte, mit anderen Worten den Wert für ein langes Leben in erhöhter Gesundheit, der darin liegen kann, daß der Organismus in seinen Funktionen geübt wird, aus möglichst wenig Nahrung möglichst viel Leistung herauszuholen und allen unnötigen Verschleiß nach Möglichkeit zu vermeiden.

Eine verbreitete und namentlich von seinen Kollegen damals vertretene Ansicht behauptete zum Beispiel, man müsse, um sich mit fleischfreier oder eiweißknapper Nahrung überhaupt ernähren zu können, gewaltige Mengen davon zu sich nehmen. Einzelne, die es allerdings wohl nie selbst versucht hatten, behaupteten sogar, man müßte bei vegetabilischer Kost den ganzen Tag lang essen, um überhaupt ernährt zu sein. Viele ließen sich von solchen Behauptungen beeindrucken.

Indessen ist nichts unrichtiger als diese Behauptung. Bei einigermaßen natürlicher Kost und dem Wegfall stoffwechselantreibender Eiweißüberschüsse kommt es bald zu einer wesentlich ökonomischeren Nahrungsverwertung in Darm und Zwischenstoffwechsel, so daß 2100 Kal. ausreichen und besseren Nutzeffekt erzielen als vorher 3200 Kal. bei üblicher Kost. Zumal mit Eiweiß wollen die Verdauungsorgane nicht überladen sein, sonst leisten sie schlechte Arbeit. Während man da, wo reichlich Fleisch, Käse und Eier zugeführt werden, eine Neigung zu Zwischenmahlzeiten trotz reichlicher Hauptmahlzeiten entstehen sieht, geht die Zahl der Mahlzeiten bei frischkostreicher Vollwertkost fast nur pflanzlicher Herkunft leicht auf eine Hauptmahlzeit und zwei leichtere Nebenmahlzeiten zurück, so wie das einst im Volk der Brauch war, bevor der tägliche Fleischverzehr aufkam. Wenn das Entgiftungsstadium überwunden ist, fühlt man sich dabei gesättigt, wohlgenährt und ausdauernd leistungsfähig.

Es sind nun 77 Jahre her, daß der angesehene Harvard-Physiologe Prof. Russel H. Chittenden erstmals in einem großangelegten Versuch unerwarteterweise diese Zusammenhänge herausfand. Man findet sie in den eingangs erwähnten Werken beschrieben. Er versammelte eine Gruppe von 26 Professoren, Ärzten, Medizinstudenten und Sanitätssoldaten um sich, die sich bereit fanden, sich sechs Monate lang den Bedingungen eines Ernährungsversuchs zu unterziehen, welche lauteten: «Wir führen uns das Minimum an Eiweiß und das Minimum an Kalorien zu, bei dem wir noch volles Wohlbefinden, Leistungsfähigkeit und geistige Frische ohne irgendwelche Einbuße bewahren können.»

In der ersten Gruppe, in welcher Chittenden selbst mitmachte, waren 5 Professoren, in der zweiten 8 Sportstudenten mit athletischer und in der dritten 13 Sanitäter mit gemäßigter Körperbetätigung. Alle erhielten zunächst eine möglichst vielgestaltige gemischte Kost, wurden aber angehalten, die Aufnahme eiweißreicher Speisen mehr und mehr einzuschränken, so vor allem Fleisch und Eier. Tatsächlich wurde die durchschnittliche Eiweißzufuhr pro Tag – auch bei den Sportstudenten – schrittweise von etwa 120 auf 50 g pro 70 kg Körpergewicht, bei Chittenden selbst sogar auf 33,73 g (im Durchschnitt) herabgesetzt. Der Kalorienverbrauch sank gegenüber dem damals angenommenen Tagesbedarf von mindestens 3000 Kal. bei sitzender Tätigkeit und 4–5000 Kal. bei sportlicher Betätigung beim Durchschnitt der Professorengruppe auf 2030, bei den körperlich Tätigen auf 2500–2800 Kal., bei Chittenden selbst auf 1600 Kal. Nur ein 75 kg schwerer Athlet gelangte bei voller sportlicher Tätigkeit nicht dauernd unter die 3000 Kal.-Grenze.

Dabei wurde von allen Teilnehmern des Versuchs die volle Tagesarbeit, zum Teil eine außerordentlich große Arbeit, geleistet und dies, wie sich zeigte, bei ungetrübtem Wohlbefinden.

Von sich selbst berichtete Chittenden: Ein Übergang auf vegetarische Ernährung war nicht beabsichtigt; doch entstand unter den Versuchsrichtlinien eine Neigung zum Verzicht auf Fleischkost. Der Übergang zu verminderter Eiweißzufuhr bewirkte zuerst einiges Mißbehagen, das aber bald verschwand. Zugleich wuchs das persönliche Interesse durch die Entdeckung, daß man sich unzweifelhaft in besserer Verfassung befand. Eine rheumatische Erkrankung des Kniegelenks, die bei Chittenden selbst seit anderthalb Jahren bestand, verschwand und kehrte nie wieder. Kopfschmerzanfälle und Verdauungsstörungen stellten ihr periodisches Erscheinen ein. Dagegen wuchs die Freude am Essen und der Geschmackssinn entwickelte sich zu ausgesprochener Vorliebe für einfache, natürliche Kost. Chittenden erlebte das nicht nur an sich selbst, sondern fand es auch an anderen Versuchsteilnehmern bestätigt. Vor allem fühlten sie weniger Müdigkeit und beste Leistungsfähigkeit. Das Hauptergebnis aber war der Nachweis der Ernährungsökonomie: *mehr essen als der Körper braucht, macht auf die Dauer nicht kräftiger, nicht leistungsfähiger, nicht gesünder und nicht widerstandsfähiger.* Beste Körperverfassung wird erreicht bei knapper Eiweiß- und Kalorienzufuhr.

Das war vor der Vitamin-Ära und erschien den meisten Fachgenossen als krasser Unsinn. Prof. Chittenden fand denn auch in einem anderen amerikanischen Ernährungsphysiologen, Prof. Benedict, einen heftigen Gegner, der sich allerdings, wenn auch erst zehn Jahre später, als die Versorgungsschwierigkeiten des Weltkrieges eintraten, zu einer Nachprüfung entschloß, welche dann die Ergebnisse Chittendens voll und ganz bestätigte.

Vielleicht bei keiner anderen Ernährungsfrage wie jener der Ernährungsökonomie zeigt sich, welch großen Einfluß der wirtschaftliche Hintergrund auf die vermeintlich objektiv orientierte Ernährungswissenschaft hat. Sobald nach dem Krieg wieder üppigere Zeiten kamen, versanken sowohl Chittendens wie Benedicts Ergebnisse in den Orkus der Vergessenheit und wurde auf weitere Nachprüfung verzichtet, bis der Zweite Weltkrieg wiederum für kurze Zeit ein wissenschaftliches Interesse für die Ernährungsökonomie entstehen ließ. Die bald darauf überhandnehmende Frage der Hungergefahr in den Entwicklungsländern hätte wohl ein ähnliches Interesse begründen können. Aber davon wurde man nicht selber betroffen. Was «weit hinten in der Türkei» die Menschen bedrängt, mag bei uns die Gemüter wenig zu erregen.

Krankenversicherung

140 000 Raucher müssen in der BRD nach Prof. Ferd. Schmidt vorzeitig an ihrer Rauchsucht sterben und eine Verminderung der Rauchererkrankungen könnte der Volkswirtschaft einen Verlust von 28 Milliarden DM im Jahr ersparen, wobei noch nicht einmal die gesetzliche Rentenversicherung durch Frühinvalidität infolge Rauchens berücksichtigt sei. Und das alles müssen die Nichtraucher in ihren Prämien und die übrigen Steuerzahler mitbezahlen. So schreibt *Dr. Pförtner,* Vizepräsident der Zahnärztekammer Nordrhein in «Diagnosen» (8.2.77), aber der Entwurf zum Krankenversicherungskostendämpfungsgesetz (herrliches Bandwurmwort!) im Bundesarbeitsministerium trage dem allem keine Rechnung. Rauchen ist Bürgerfreiheit, und Dämpfung des Tabakkonsums könnte Stellenlose schaffen.

Die Ergebnisse von Osaka

Der Einfluß der Ernährung auf die Konstitution des Organismus. Ergebnisse experimenteller Forschung. Von *Prof. Dr. med. A. Katase,* Direktor des Pathologischen Instituts der Medizinischen Akademie von Osaka. Erschienen 1934 im medizinischen Verlag Urban und Schwarzenberg.

Daß ein Werk wie dieses, mit Ergebnissen, die während über zehn Jahren von einem prominenten Forscher mit vierzig Mitarbeitern erarbeitet wurden, und geeignet war, die Ernährungsforschung entscheidend zu befruchten, von der Fachwelt links liegen gelassen wurde, ist kaum zu glauben und hat sich, wie man wohl sagen kann, übel ausgewirkt.

Die Versuche Katases und seiner Mitarbeiter befaßten sich mit den Wirkungen der basischen Mineralsalze – Kalzium, Natrium, Kalium, Magnesium u. a. – auf die Lebensfunktionen und führten zum Nachweis, daß diese Mineralsalze, in entsprechenden Mengen und Proportionen andauernd dem Organismus zugeführt, einen starken Einfluß auf die Lebensvorgänge ausüben und schließlich zu Veränderungen an Geweben und Organen führen, die mikroskopisch und selbst von bloßem Auge wahrgenommen werden können, Veränderungen insbesondere am Blut – Blutplättchenbildung, Gerinnungsfähigkeit und -neigung usw. –, an der Darmmuskelfunktion, am Lezithin- und Cholesterinstoffwechsel im Sinne der Arterioskleroseentstehung, an der Bakterien- und Giftabwehrfähigkeit, am Knochenwachstum und -schwund und an der Entstehung von Geschwülsten.

Die obenerwähnten Salze sind zwar in jeder Nahrung vorhanden; aber es kommt auf ihr Gleichgewicht, ihre Korrelation, auf ihr richtiges Verhältnis nicht nur unter sich an, sondern auch zu allen anderen Nährfaktoren und Wirkstoffen. Kalzium, Natrium, Magnesium und Kalium können als repräsentativ gelten, wenn auch noch andere Mineralsalze beteiligt sind. Wichtig ist die Schlußfolgerung, daß das geeignete Gleichgewicht niemals erreicht werden kann mit einer Nahrung, in welcher Fleisch, Feinmehl, Zucker und andere Mehlspeisen Hauptposition haben, und daß eine solche Nahrung zu einem schleichenden, zunächst der Beachtung unzugänglichen Schadensprozeß aller jener Lebensfunktionen führt, welcher schließlich die Gewebe und Organe krankhaft verändert.

In der Fleischnahrung des Menschen spielt, in scharfem Gegensatz zu jener fleischfressender Tiere, das Muskelfleisch die Hauptrolle. Diesem aber mangeln Kalzium, Natrium und Chlor. Der Mangel an Natrium und Chlor wird in der Regel durch reichlichen Zusatz von Kochsalz überkompensiert, aber Kalzium- und Kaliummangel bleibt. Weißbrot und Mehlspeisen können ihn nicht ersetzen. Kalzium- und Kaliummangel werden durch Zucker, Weißbrot und Mehlspeisen sogar verstärkt. Die einzigen kalkreichen Nahrungsmittel sind Milch und Blattpflanzen, wozu sich als Kalziumsparer das Obst gesellt. Aber gekochte Milch hat einen Teil ihres Kalziumgehalts verloren und Blattgemüse wird zu wenig gegessen. So ist die Kalziumarmut für die Zivilisationskost kennzeichnend. Daß dem so ist, zeigt sich daran, daß Knochen und Gebiß allgemein geschwächt sind, selbst da, wo Milch oder Kalziumpräparate zugegeben werden, während Bevölkerungen mit einem guten Mineralsalzgleichgewicht bei niedriger Kalziumzufuhr ein festes, widerstandsfähiges Hartstützgewebe haben. Wo aber – so Katase – der Aberglaube von der besonderen Nährkraft des Muskelfleisches herrscht, ist eine Umstellung auf Gleichgewichtsnahrung außerordentlich erschwert.

Katase wandte sich sodann der Wirkung der Hauptnährstoffe Zucker, Fett und Eiweiß zu. Wie wirken diese Stoffe auf den jungen, im Wachstum begriffenen Körper, wenn sie der täglichen Nahrung einzeln und gereinigt in bestimmten Mengen regelmäßig anhaltend im Überschuß zugesetzt werden? So die Fragestellung.

Zucker: Wie viele andere Beobachter hatte Katase bemerkt, daß bei Kindern, welche reichlich Süßigkeiten und Kuchen essen, eine «körperliche Schwäche» auftritt. Das war für ihn Anlaß zu sorgfältig angelegten Zuckerfütterungsversuchen an jungen Tieren (Kaninchen, Meerschweinchen, Tauben und Hunden). In der ersten Versuchsreihe erhielten junge Kaninchen von 400–900 g Körpergewicht 2–4 g Rohrzucker pro Kilo KG als Zugabe zur gewöhnlichen Nahrung, eine andere Gruppe 2 cm³ einer sterilisierten 50%igen Rohrzuckerlösung intravenös täglich einmal eingespritzt. Der Versuch dauerte 146 Tage. Er wurde auch bei Meerschweinchen und Tauben wiederholt. Die Zuckermenge entsprach einem Tagesquantum von 40–60 g für ein Kind von 20–30 kg.

Dieser Zuckerzusatz führte in 146 Tagen zu einer schweren, krankhaften Veränderung des ganzen Knochensystems. Die Knochensubstanz wurde so weich, daß sie mit dem Messer leicht zerschneidbar war. Es kam zu spontanen Knochenbrüchen. Das Mikroskop zeigte, daß die Knochen durch Kalkauslaugung brüchig (porös) geworden waren. Man stand also vor der Tatsache der Knochenerweichung, vor Verbiegungen, Knickungen, Brüchen und Verformungen der Knochen.

«Die Ursache der vorliegenden Erkrankung», schrieb Katase, «liegt in einer Blutazidosis, die durch Zufuhr von Zucker hervorgerufen wird, da die gleichen Knochenveränderungen auch durch Zufuhr von Salzsäure hervorgerufen werden können, während sie durch gleichzeitigen Zusatz von Alkalisalzen unbeeinflußt blieben». Außer der Knochenerkrankung wurde auch krankhafte Vergrößerung der Nebenschilddrüse gefunden, eine Einsonderungsdrüse, die, wie man weiß, den Kalkstoffwechsel regelt.

Im Knochen und in der Knochenhaut fand man «viele Zeichen einer verstärkten Zelltätigkeit, gleichsam einer angstvollen Bemühung zur Abwehr eines unaufhaltsam vordringenden Schadens», mit dem eigentümlichen Ergebnis, daß die Röhrenknochen sich verlängerten. Diese Verlängerung der Röhrenknochen, der sich, wie gesagt, noch andere Formveränderung des Skeletts zugesellen, trat bei allen weiteren Versuchen immer dann auf, wenn durch die Nahrung eine Blutversäuerung erzeugt wurde – also vor allem auch bei fleischreicher Kost, so daß die Forscher darin ein zuverlässiges Kennzeichen einer abnormen «azidösen Konstitution» erkannten, die zum langen, engbrüstigen Typ des Menschen gehört, der ja in unserer Zeit im Zeichen des übersteigerten Längenwachstums so sehr überhand genommen hat.

In weiteren Versuchen wurde von Prof. Katase und seinen Mitarbeitern bestimmt, bei welcher kritischen Zuckermenge die Knochenerkrankung beginnt. Während ¼ g bis am 7. Tag bei Kaninchen noch keinerlei Schaden erzeugte, trat er bei ½ g Zucker im Tag schon am 7. Tag, bei 1 g am 5. Tag, bei 1,12 g am 3. Tag auf. «Wenn die Toleranz beim Menschen», schrieb Katase, «genau dieselbe wäre wie beim Kaninchen, so wäre es eine Zuckermenge von nur 6 g, welche Kinder von 5–6 Jahre und von etwa 20 kg Körpergewicht ohne Schädigung vertragen können. So scheint es erklärlich, daß die heutigen Kinder, die täglich zu viel Zucker bekommen, in der Mehrzahl geschwächt und akzeleriert erscheinen, zumal in den größeren Städten. Ich will auf diese eminent wichtige Tatsache, die als ein Produkt der fortschreitenden Zivilisation zu betrachten ist, hinweisen.»

Da im Körper aus Stärke ebenfalls Zucker entsteht, wurde weiterhin geprüft, ob Zusatzfütterung mit Stärke (Mehlarten) die Blutversäuerung und die daraus folgende Knochenerkrankung auch bewirkt. Das Ergebnis war, daß die hochmolekularen Kohlehydrate (Stärke) keine schädigende Wirkung auf das Knochensystem ausübte, da die Entstehung von Zuckern aus ihnen in einem so langsamen Tempo vor sich geht, daß die Blutazidose sich nicht bildet, während der Zuckerzustrom vom Blut bei reiner Zuckerzufuhr in seiner Geschwindigkeit die natürliche, unschädliche Grenze überschreitet. Diesen Unterschied zwischen Stärke und Zucker in der Nahrungswirkung hatte die Fachwelt bis dahin nicht gekannt, und sie hat es nach der Veröffentlichung des Werkes von Katase anscheinend vorgezogen, die notwendige Nachprüfung dieses Experiments, d. h. ihre Wiederholung unter genau gleichen Bedingungen, zu unterlassen. Wenigstens sind wir nie auf eine solche Nachprüfung gestoßen, und wenn solche durchgeführt worden wären und Katases Ergebnisse auch nur teilweise in Frage gestellt hätten, so wäre ihnen eine weltweite Publizität sicher gewesen. Bequemlichkeit siegte über das, was den Adel der Wissenschaft ausmacht: die Neugierde, die nicht ruht, bis sie weiß, wie die Dinge wirklich sind.

Erst ein Vierteljahrhundert später rückte der Zucker bei einem Teil der Forscher als Knochenschwächer und Atheromatosefaktor wieder in den Vordergrund, wobei aber der Unterschied zwischen Stärke und Zucker zum Teil betont, zum Teil übergangen wurde und ein Hauptmotiv dieser Richtung darin gelegen zu sein scheint, andere Entstehungsfaktoren, wie das Fett und das Eiweiß, in den Hintergrund zu drängen.

Katase selbst stieß, wie wir sahen, auch auf das Fleisch als Faktor der Azidose und Knochenschwächung; aber zu seiner Zeit spielten Fleisch und tierisches Eiweiß in der japanischen Volksernährung noch eine sehr bescheidene Rolle. Selbst heute sind die Japaner, obwohl sie uns in manchem überholt haben, in dieser Hinsicht noch «rückständig», während sie uns nach neusten Berichten im Zuckergenuß überholt haben dürften.

«Gesundheitsfanatiker»

«Penicillin in der Zahnpasta sowie Seife und Kosmetikartikel mit antimikrobiellen Zusätzen sollen den Amerikanern helfen, ihre von Mikroorganis-men bedrohte Gesundheit zu bewahren. Sie wirkten prompt, berichtete *Prof. Rud. L. Baer* vom *Univ. Med. Center* in *New York* in einer Gedächtnisvorlesung in der *Univ.-Hautklinik München* (Selecta 16. 9. 1968, S. 2410). «Buchstäblich aus heiterem Himmel erkrankten die Gesundheitsfanatiker... des Übels Kern: die antimikrobiellen Substanzen verursachten allergische Photokontaktdermatosen ... (bei) normalem Tageslicht ... schwere bullöse, ekzematöse Hautveränderungen ... Manche Patienten können sich nur noch nachts ins Freie wagen.» Die neue Anwendung des Begriffes «Gesundheitsfanatiker» ist gut! Dürfen wir sie uns merken? Ihre Möglichkeiten sind phantastisch.

Goms

Selbst die in der Ernährungsforschung klassisch gewordene Arbeit, die hinter dem Namen «Goms» steht, scheint heute ins «Geheimarchiv» versunken zu sein durch das, was wie eine «Verschwörung des Schweigens» beeindruckt. Wer unter den Maßgebenden der Fachwelt bringt heute den Jungen das Ergebnis von Goms nahe? Wer von den Jungen weiß darüber Bescheid? So weit ich sehe, wird geredet und geschrieben, als ob diese Arbeit nicht gewesen wäre. Und doch handelt es sich – wer könnte das bestreiten? – um eine der trefflichsten und aufschlußreichsten Untersuchungen über die Zusammenhänge zwischen Ernährung einerseits und Zahnzerfall und allgemeiner Gesundheit andererseits, die in der Medizingeschichte gefunden werden dürfte: jene des Basler Zahnforschers Adolf Roos im Walliser Hochtal Goms.

Es handelt sich freilich um keine Laboratoriumsuntersuchung, und solche genießen in unserer Zeit ein nicht immer verdientes numinoses Ansehen wegen der so meß- und zählbaren, kontrollierbaren Exaktheit ihrer Einzelergebnisse, wie eine Felduntersuchung sie nicht aufweisen kann. Die Gomser Untersuchung verlangte aber einen sehr viel größeren Einsatz an intelligenter Arbeit, tiefdringendem Denken, umfassender Bildung und Orientierung am Ganzen, und eben dadurch, nicht nur durch die aufgewendete Exaktheit, erreichte sie ihren hohen, fruchtbaren wissenschaftlichen Rang, wie er bei einer Laboratoriumsuntersuchung nicht gefunden werden kann.

Roos hatte im Quelltal der Rhone, dem Goms, ein Gebiet erkannt, wo die ernährungsgeschichtlich entscheidende Wandlung der Lebenshaltung von der geschlossenen Selbstversorgung zur offenen Geldwirtschaft später und auf eine kürzere Zeit – 1914–1930 – zusammengedrängt sich vollzogen hatte als in irgend einem anderen Gebiet der Schweiz, so spät und plötzlich, daß es einem rasch und gründlich zugreifenden Forscher noch möglich war, mit ausreichender Gründlichkeit nicht nur die jetzigen, sondern auch die früheren Verhältnisse zu erfassen und einander gegenüberzustellen – eine Riesenaufgabe allerdings, welche eine ganze Expedition und den Aufwand entsprechender Mittel gerechtfertigt hätte. Roos aber war allein. Er widmete dieser Aufgabe sechs Jahre seines Lebens – eine Forscherleistung, die kaum ihresgleichen haben dürfte. In dieser Zeit prüfte er die Zahnverhältnisse bei den Schulkindern und zum Teil auch bei Erwachsenen dieser Bevölkerung von rund 4000 Bergbauern auch mit Hilfe eines fahrbaren Röntgenapparates, durchforschte mit Hilfe von Fragebogen die damaligen und die früheren Lebens- und Ernährungsverhältnisse und vor allem auch das Erinnerungsgut der älteren Generation aus der zweiten Hälfte des vorangehenden Jahrhunderts, prüfte Archive, Beinhäuser und die gesamte vorhandene Literatur über die geschichtlichen, wirtschaftlichen, klimatisch-geographischen, sozialen und kulturellen Verhältnisse der Talschaft.

Das Goms ist ein langgestrecktes Trogtal zwischen Gletscherketten und senkt sich von Ost nach West über 27 km allmählich von 1380 bis 1080 m Meereshöhe herab. Die Bewohner leben in einer Reihe kleiner, braungebrannter Dörfchen meist am Fuß des Sonnenhanges. Sie waren bis 1914 von der übrigen Welt wirtschaftlich fast ganz abgeschnitten und auf sich selbst gestellt. Die Eröffnung der Furkabahn bis Gletsch und die Hochkonjunktur der Kriegs- und Nachkriegsjahre griffen dann auf einmal tief in ihre Ernährungs- und Lebensgewohnheiten ein.

Wie vorher standen zwar unverändert die Berge da, und die Sonne schien über dem Gomsertal. Gletscher und Brunnen spendeten das gleiche fluorfreie Wasser, und es wohnten dieselben Geschlechter ziemlich unvermischt in den Dörfern wie vorher. Unter allen Faktoren, die für den Niedergang der allgemeinen und der Zahngesundheit verantwortlich gemacht werden konnten, hatte sich fast nur die Ernährungsweise, die Qualität und Zusammensetzung der Nahrung geändert, dies allerdings wesentlich. Im Gegensatz zu früher gab es nun Ärzte und Zahnärzte im Tal, und in der Schule mochte von Hygiene und Zähneputzen mehr die Rede sein als früher; aber darauf den Niedergang der Gesundheit und den Zahnzerfall zurückzuführen, wird wohl niemandem einfallen. Im Gegenteil wurde dadurch sicher mancher Schaden verhütet und behoben. So gelangte Roos zu der überzeugenden Schlußfolgerung, «daß die Schuld an der Verschlimmerung der Zahnverhältnisse fast ausschließlich der Veränderung der Ernährungsbasis zugeschrieben werden muß».

Man muß hier wissen, welchen Ruf die strotzende Lebenskraft der Gomser gehabt hatte. Zu Beginn des 20. Jahrhunderts galten sie als die besten Soldaten der Schweizer Miliz. Wo sie hinkamen, schätzte man sie als rührige Arbeiter, als aufgeweckte, saubere Menschen mit guter Ordnung in Haus und Stall, mit Mutterwitz und hoher Intelligenz. Ein Mann ein Wort. Fast keine Armen. Eine «gsündi Razze», groß, schlank und fast nie korpulent. Berühmt waren vor allem die leuchtenden, kräftigen, gesunden *Gomser Zähne*». Roos fand noch um 1930 Vertreter dieses kräftigen Menschenschlages: Bauern, die mit 90 Jahren steinhartes Brot kauen konnten und 32 intakte Zähne hatten, Männer und Frauen mit enormen Körperkräften (Frauen, die 90 kg schwere Lasten 4 Stunden weit trugen!). Die Antworten dieser Alten zeugten von kluger,

101

scharfer Beobachtung und stimmten allenthalben vorzüglich miteinander überein. Es ging daraus hervor, daß die Lungenentzündung fast die einzige Krankheit gewesen war, die man gefürchtet hatte. Die mühsame Bearbeitung der Scholle mit der Breithaue, früher selbstverständlich, wurde nun als fast nicht mehr zu leistende Anstrengung empfunden. Beim Einbringen des Kornes war es früher eine Schande gewesen, das Bündel unterwegs abzustellen; jetzt wurde oft mehrmals ausgeruht. Früher war man im Sommer um 3 Uhr früh im Dunkeln zur Arbeit aufgebrochen, jetzt erst nach Sonnenaufgang. Früher waren die Kinder durchwegs und sehr lange gestillt worden; jetzt «ergänzte» man rasch mit Zuckerwasser. Gegen Ende des Winters waren nun «Sucht» und Müdigkeit verbreitet, die Leute oft wochenlang krank, und die Tuberkulose war in rascher Zunahme begriffen. Früher war das alles kaum bekannt gewesen. Roos fand nun fast in allen Dörfern und bei allen Altersstufen eine mehr oder weniger blühende Zahnfäule vor; aber in einigen Dörfern, wo sich noch kein Bäcker- oder Spezereiladen festgesetzt hatte und die alte Bauernmühle noch lief, war die Zahl der Kinder mit Karies sehr gering, dort hingegen, wo die Umwälzung schon länger und stärker um sich gegriffen hatte, weit größer, wenn auch immer noch unter dem Mittel der übrigen Schweiz. «Auf Grund dieser Feststellung und in genauer Kenntnis der örtlichen Verhältnisse», schrieb Roos, «wage ich den fundamentalen Satz auszusprechen: Je weiter talwärts die Ortschaft im Goms gelegen ist, desto schlechter ist das Zahnmaterial, und je mehr die Bevölkerung auf eigentliche Selbstversorgung angewiesen ist, desto besser ist das Zahnmaterial.»

An dem Tage, da im Volk das Bewußtsein erwachen wird, daß der Besitz voller Lebenskraft mehr wert ist als aller andere Wohlstand, und daß es für uns zur dringendsten Aufgabe geworden ist, unsere Lebenskraft neu aufzubauen, würde man wohl froh sein, irgendwo einen solchen Menschenschlag zu finden, wie die alten Gomser einer waren. Das Blut, welches Menschen mit 32 gesunden Zähnen im höchsten Alter hervorbrachte, war dasselbe Blut, das Menschen bei größter Ausdauer, Beweglichkeit, Stoßkraft und Zähigkeit erhielt. Überblickt man die letzten Jahrhunderte der Gomser Geschichte, so kann man nur staunen, welch eine große Zahl von Männern, die es zu etwas brachten, aus diesen paar Dörfchen im Hochgebirge hervorgegangen ist; von der großen Renaissance-Gestalt des Kardinals Schinner bis zum Hotelgründer Caesar Ritz steht da vor uns eine lange Reihe von Politikern, Landeshauptleuten, Fürstbischöfen, Gouverneuren, Kastellanen, Majoren, Bannerherren, Gelehrten, Künstlern und Unternehmern. Kaiser Josefs II. Hauslehrer stammte aus dem Goms. Das Dörfchen Geschinen allein mit seinen bloß 80 Seelen brachte in hundert Jahren 20 Offiziere in fremden Kriegsdiensten hervor.

Sicher stellt dieses kleine Volk auch heute noch tüchtige Menschen, so wie seine Zähne immer noch über dem Durchschnitt sein mögen, arbeitet es immer noch relativ hart und sind die heutigen Gomser achtens- und liebenswerte Menschen, sind ihnen auch die Bequemlichkeiten zu gönnen, an denen sie jetzt teilhaben; aber jene Wandlung der Ernährung und ihr Zusammenhang mit dem Sinken der Lebenskraft, wie sie sich zuerst am Gebiß, dem «Spiegel der Gesundheit» (Guillermin) zeigt, so unvermeidlich sie war, ist doch ein Verlust von unabsehbarer Tragweite und ein Vorgang, der unsere volle Aufmerksamkeit verdient.

Das erste Kennzeichen der früheren Ernährung der Gomser war die *Knappheit*. Zwar konnte Roos selbstverständlich kein Kalorienmaß mehr erheben. Aber das Verhältnis zwischen Nährboden und Bevölkerungszahl ließ etwas anderes als Knappheit nicht zu, und alle Quellen und Beobachtungen stimmen in diesem Punkte überein. Die Nahrung reichte nur bei genauem Einteilen und Maßhalten durch das Jahr, und bei Mißernten kam es öfters zu Unterernährung. So knappe Nahrungsmenge bei so strenger körperlicher Arbeit und rauhem Klima blieb weit unter dem, was wir Heutigen gemeinhin als angemessen ansehen und bei viel weniger körperlicher Bemühung verzehren.

Vollkorn und *Frischmilch* waren die Grundlage.

Da war das bekannte Walliser Brot. Die alten Leute erklärten einhellig, dieses alte, harte Sauerteig-Fladenbrot sei sehr gut, schmackhaft und ausgiebig gewesen, das neue Weißbrot aber sei für einen schwerarbeitenden Mann «z'luck» (zu leicht und locker). Das alte, steinharte 100prozentige Vollkorn-Roggenbrot wurde zwei- bis dreimal im Jahr aus jeweils frischgemahlenem eigenem Korn gebacken und war von einer «charakteristisch krümeligen, die Zähne vorzüglich reinigenden, nicht schlickig werdenden Beschaffenheit», so daß es gekaut und gründlich gespeichelt werden mußte, ehe man es schlucken konnte. Da und dort wurde es noch zur Zeit von Roos hergestellt und gegessen. *Gersten-*, *Bohnen-* und auch etwas *Kartoffelmehl* wurde zugemischt, wo und wann die Ernte nicht ausreichte. Wenn einer einmal im Unterwallis zu tun hatte und von dort ein Weißbrot heimbrachte, mußte er das verstohlenerweise tun, um nicht wegen ungehöriger Leckerhaftigkeit ins Gerede zu kommen. Um 1930 aber *hatte das Weißbrot allenthalben die Oberhand gewonnen.* Es war selbstverständlich geworden.

103

Hafer, Gerste, Erbsen und *Ackerbohnen* waren früher feldmäßig angebaut worden und hatten kräftige Nahrung gegeben. *Frühstück:* Frische Milch, Suppe aus Roggen- oder Gerstenruchmehl mit Brot- und Käseeinlage. *Mittagmahl:* Dicke Suppe von Hafer- oder Gerstengrütze oder Erbsen- oder Bohnenmehl. *Nachtmahl:* Milch und Käse mit Brot. Statt dessen gab es *jetzt Weißbrot mit Marmelade, stark gezuckerten Kaffee,* weißen Reis und Mais, Feinmehl und Teigwaren. In die Schule bekamen die Kinder jetzt Schleckzeug mit, statt harter Trockenerbsen wie einst.

Feldgemüse – weiße, gelbe und rote Rüben, Bodenkohlrabi und Runkelrüben – waren früher ständige Speise gewesen; nun aber waren sie zum Schweinefutter herabgesunken.

Milchkost hatte früher ein gutes Drittel der Gesamtnahrung bestritten. Vor allem: *rohe, frische Milch* war Hauptbestandteil vor allem des Frühstückes gewesen. Und dann war da die Maiensäßzeit mit Frischmilch als Hauptgenuß. Butter wurde früher fast nur in der Maiensäßzeit gemacht und genossen. Das *Kornmus* wurde mit Rahm, nicht mit Butter gemacht.

Käse spielte in der Alltagsnahrung eine *relativ* große Rolle, wobei zu beachten ist, daß die Gesamtnahrungsmenge knapp war. Von der Milch wurde alles dem menschlichen Genuß zugeführt: die *grünliche Käsmilch* – Sirwolte genannt – war Hauptgetränk und wurde in der Alpzeit täglich ins Dorf hinuntergetragen und auf dem Dorfplatz an die Familien verteilt. *Um 1930* war das aber ganz anders geworden. *Da behielt zum Beispiel eine achtköpfige Familie nur einen Liter Milch für sich zurück und kaufte vom Erlös der andern Milch Kaffee, Zucker, Weißbrot, Teigwaren, raffiniertes Erdnußöl und Kochfett.*

Der Anteil tierischer Nahrungsmittel an der Gesamtkost war im Goms früher *relativ* hoch. Er kann auf $1/3$–$2/3$ geschätzt werden und bestand zur Hauptsache aus Molkereiprodukten. *Fleisch* kam wöchentlich zwei- bis dreimal, im ganzen in geringer Menge, auf den Tisch, in der Regel Trockenfleisch, teils roh, teils gesotten; in der herbstlichen Schlachtzeit standen Frischfleisch, Blutwurst und innere Organe für kurze Zeit im Vordergrund des Speisezettels. Die Schweinehaltung war früher sehr gering (jede zweite Familie hatte ein Schwein). Um 1930 hingegen wurden beträchtliche Mengen Wurstwaren und Frischfleisch eingeführt, und bis auf die Alpen wurde Fleisch, Speck, Kaffee, Zucker, reichlich Weißbrot und Kartoffeln verbraucht. Die Schweinemästung hatte wesentlich zugenommen. Der Kaffeeverbrauch war jetzt überreichlich: 15 kg gegen 12½ g um 1860/65 pro Kopf und Jahr.

Neben dem Feldgemüse war *Grüngemüse* einst nur bescheiden vertreten:

104

Kohl, Zwiebeln, Salat, Kräuter, dazu nicht wenig Wildkräuter und Wildgemüse, die auch im Speicher getrocknet gehalten wurden. Edelobst gedieh im Goms fast keines, aber die sommerlichen Wildbeeren wurden früher eifrig abgeerntet und als Nahrung verwendet.

Alkoholische Getränke wurden im Goms früher wenig und selten konsumiert, nur bei besonderen festlichen Anlässen und nicht einmal bei allen. Auch um 1935 waren sie noch selten.

Der überreichliche Kaffeegenuß war nun stets mit reichlicher Zuckerung und nur geringem Milchzusatz verbunden.

Auch die *Schokolade* mit ihrer verderblichen Wirkung auf die Zähne und ihrem die Eiweißverwertung verschlechternden Effekt war um 1930 zur eigentlichen Volksnahrung geworden, wie Roos bemerkt, «durch eine rührige und geschäftstüchtige Schokoladeindustrie». Die Gomser verbrauchten zu Roos' Zeit mehr *Zucker* als die übrigen Schweizer, während noch um 1860 nur ½ kg pro Jahr für eine Familie genügt hatte.

Obst wurde trotz der gestiegenen Kaufkraft kaum eingeführt außer in Form von stark gezuckerter gekochter Marmelade, die nun den Käse in der Alltagsnahrung vertrat. «Der Konfitürenverbrauch ist in stetem Steigen begriffen», bemerkte Roos.

Zwischenmahlzeiten waren nun gang und gäbe geworden, während solche früher höchstens bei großen Werken vorgekommen waren. Der Gesamtnahrungsverbrauch war stark gestiegen.

Fassen wir zusammen:

Rohnahrung – hauptsächlich Frischmilch – war um 1930 fast ganz aus der Ernährung der Gomser geschwunden.

Die hochwertigen *Fette* der Milch und der Getreidekeime waren nun ersetzt durch wertstofffreie, denaturierte Handelsöle und -fette.

Die einst reichhaltige und vollwertige *Getreidegrundkost* – Ruchbrot, Gersten-, Hafer- und Erbsensuppen – war fast ganz verdrängt worden durch *verfeinerte, weiche, wertstoffberaubte Kohlehydratkost:* Zucker, Konfitüren, Weißbrot, Weißmehl und Teigwaren.

Die *Eiweiß*versorgung hatte sich qualitativ verschlechtert.

Reizmittel – Kaffee, Schokolade, Süßigkeiten hatten sich in einem nicht mehr rückgängig zu machenden Ausmaß festgesetzt.

Der Einbruch des Alkohols hingegen war noch nicht erfolgt.

Beim Rauchen (Zigarren), einer schon früher vorhandenen Unsitte, war keine beträchtliche Änderung zu verzeichnen.

Mit diesen Wandlungen der Ernährung war, wie man sich erinnern wird, der Zerfall der einst leuchtend gesunden «Gomser Zähne» einhergegangen. Eine schreckliche Ausbreitung der Zahnfäule als eindeutige Folge der Ernährungsänderungen ist das eindeutig feststehende Ergebnis der Roosschen Untersuchung – aber auch eine Reihe von weiteren Anzeichen für eine deutliche Schwächung der Gesundheit und Lebenskraft.

Nachtrag: Das Unglaubliche hat sich ereignet, daß eine Forschung gerade in dem Augenblick, da ich sie als in die Vergessenheit versunken meldete und beschrieben habe, aus dieser wieder auftaucht in Gestalt des beim Medizinischen Verlag Hans Huber in Bern und Stuttgart erschienenen prächtigen Bandes: Dr. med. et med. dent. h. c. Adolf Roos, *Kulturzerfall und Zahnverderbnis.* Eine neue Feldforschung im Hochtal Goms von 1955–1958 als Vergleichsstudie zum Kariesstatus der Gomserkinder von 1930 unter Berücksichtigung der innert 25 Jahren (1930–1955) erfolgten wirtschaftlichen Umwälzung auf dem Gebiet der heutigen Ernährungsweise. 240 Seiten, 309 Abbildungen, 102 Tabellen, Fr./DM 25.–

Krankenpaläste

«Im August tat die Tagespresse kund, Europa habe die meisten Krebstoten und 2,4 Millionen stürben noch in jenem Jahr an Krebs! Da fragten wir bei der Weltgesundheitsorganisation in Genf an, von der ja diese Zahlen stammen mußten, was sie dagegen zu tun gedächte ... Es dauerte lange, bis die Antwort einging ... Erst in den letzten Wochen erfuhren wir wieder durch die Tagespresse, daß nunmehr eine weitere Nation das Krebsproblem endgültig lösen werde, und zwar durch die Errichtung der allergrößten der bisherigen Institute. Größer als Wien, Sloan Kettering (New York) und Heidelberg. Also durch geldlich-organisatorische und bauliche Maßnahmen ... Die Nachwelt wird einst vor diesen Krebsgroßbauten stehen, wie wir heute vor den ‹Pesthäusern› des fernen Mittelalters, als vor Mahnmalen ärztlichen Unvermögens.» *N. Kürten* in «*Der praktische Arzt*»: Prophylaxe, 15. Oktober 1965, Seite 225.

Vorkriegs-China

In der Ärztezeitschrift «*Hippokrates*» (1957, Nrn. 9, 14 und 16) habe ich seinerzeit einige Hauptergebnisse sowie Stand und Möglichkeiten eines Forschungsgebietes umrissen, das damals wie heute seltsamerweise fast ganz vernachlässigt und unbeachtet geblieben ist – ein unerforschter Kontinent: *die Geographie und vor allem die Geschichte der menschlichen Ernährung*[1]. Das ist sehr merkwürdig. Wir haben ja eine Geschichtswissenschaft, welche ganze Gebäude füllt. Warum sollte sie sich nicht auch mit der Ernährung befassen? Warum meidet sie dieses Gebiet? Wir haben ferner eine Ernährungswissenschaft, welche noch viel mehr «Gebäude füllt». Warum sollte sie sich nicht mit der vollen menschlichen Wirklichkeit ihres Faches befassen in den verschiedenen Ländern und Erdteilen und in den verschiedenen Epochen der Vergangenheit? Müßte sie das nicht in erster Linie tun? Liegt es nicht auf der Hand, daß alle klinischen Erfahrungen an Kranken, alle chemischen Analysen von Nährstoffen und Nahrungsmitteln, alle Tierversuche zusammengenommen zwar eine Fülle von Aufschlüssen verschaffen können, aber ewig einseitig, unvollständig und fehlerhaft bleiben müssen, sobald es um die Frage geht, welche Ernährung den Menschen gesund machen und erhalten kann, daß sie also die Qualifikation «wissenschaftlich» erst dann verdienen, wenn sie ihre Ergebnisse in eine möglichst umfassende und sorgfältige Kenntnis der Geschichte und Geographie der Ernährung einbauen, an ihr prüfen und berichtigen?

Die bisherigen fachlichen Bemühungen in dieser Richtung haben einige bemerkenswerte Ergebnisse gezeigt, die allein schon geeignet wären, der Ernährungswissenschaft ein anderes Gesicht zu geben. Obwohl von namhaften Vertretern des Faches durchgeführt und in maßgebenden Zeitschriften und Verlagen veröffentlicht, haben sie aber so gut wie keine Beachtung gefunden und die Lehrmeinungen nicht im geringsten beeinflußt. Man hat sie einfach übergangen. Die Studierenden erfahren nichts davon. Und doch wären daraus Erkenntnisse zu gewinnen, die gerade jetzt entscheidende Bedeutung erlangen könnten.

Ein Beispiel dafür ist die Ernährung des chinesischen Volkes.

«Man muß im Auge behalten», schrieb *Prof. William H. Adolph* 1938 im «*Scientific American*», «daß ein Experiment mit Laboratoriumstieren unter Kontrollbedingungen einen bestimmten Faktor hervorhebt und vorsätzlich andere, auch psychologische Faktoren vernachlässigt, die alltäglich auf den Menschen einwirken und im praktischen Leben auch die Ergebnisse beeinflussen. Das Ganze ist aber mehr als die Summe der Teile.» Das größte aller Menschenexperimente – ein unwillkürliches Ergebnis ökonomischer Notwendigkeiten – ist das, was man das chinesische Ernährungsexperiment nennen kann; denn es hat sich nicht nur über Wochen und Monate, sondern über vier Jahrtausende erstreckt; es erfaßt nicht nur ausgewählte Gruppen von Versuchsobjekten, sondern eine Bevölkerung von vielen hundert Millionen Menschen. Es vollzog sich nicht unter künstlichen Versuchsbedingungen, sondern mitten im Lebenskampf, in dem die Versuchspersonen ihre körperlichen und geistigen Kräfte voll einsetzen mußten, um sich zu behaupten. Solche Versuchsbedingungen sind, wie man wohl sagen darf, von umfassenderer Beweiskraft, sobald es um Gesundheit geht, als alle Laboratoriumsexperimente an Versuchstieren zusammengenommen, welche notgedrungen fragmentarisch bleiben und dem Ganzen des Lebens in Raum und Zeit nicht gerecht werden können. Das chinesische Volk war gezwungen, bis an den äußersten Rand der Anpassungsmöglichkeit an notvolle Versorgungsverhältnisse heranzugehen, bis dorthin, wo jeder Fehler, jede Verschwendung, jede Störung der natürlichen Gleichgewichte sich rächen mußte in Form von Verkümmerungen, Siechtum und Untergang. Wenn es sich dennoch durch vierzig Jahrhunderte gesund, kräftig, fruchtbar und lebenstüchtig entfaltet hat, so zeigt das doch wohl unabweisbar, daß es in seiner Ernährung das ökonomische Gleichgewicht gefunden hatte.

Es wäre sicherlich interessant, die heutigen Verhältnisse zu kennen. Sie sind aber wenig zugänglich. Sie sind überdies vermutlich in voller Umwandlung begriffen. Wertvoller ist vielmehr die Kenntnis jenes Zustandes, wie er vor dem Zweiten Weltkrieg bestand und noch auf jahrtausendealtem autochthonem Brauch beruhte. Darüber gibt es die Untersuchung von *Prof. Dr. William H. Adolph,* damals in Peking, im *«Scientific American»* («Vegetarian China», Sept. 1938). Es gibt das China-Kapitel in *Prof. Dr. med. K. Hintze's «Geographie und Geschichte der Ernährung»* (1934) und den umfangreichen Abschnitt in *Mayerhofer* und *Pirquet's «Lexikon der Ernährungskunde» (1926), welche auf dem Studium aller damals verfügbaren Quellen (Marco Polo, v. Richthofen, W. Wagner, G. Wegner, Witfogel, King* u. a.) beruhen und mit den Ergebnissen der Williamschen Untersuchung übereinstimmten. Gleichartige und bemerkenswerte Beobachtungen enthielt der Bericht aus China *«Die Ernährung der Hakka»* von *Dr. phil. Carl Brenner,* «Wendepunkt» 1936/544–551.

Was hier vor allem interessiert, ist natürlich die Ernährung und die Gesundheit jener neunzig Prozent der Bevölkerung, aus der dieses Volk seine

Kraft und seinen Bestand erneuerte, die der Bauern also, die sich von dem ernährten, was der von ihnen selbst bearbeitete Boden hervorbrachte, und nicht die Ernährungsbräuche der oberen, oft dekadenten Schichten. In der Provinz Shantung zum Beispiel lebten vor dem chinesisch-japanischen Krieg 37 Millionen Menschen auf etwa 10 000 000 ha fruchtbaren Landes: 0,27 ha pro Kopf! Bei uns galt, um eine Person notdürftig zu ernähren, eine Bodenfläche von fünffacher Ausdehnung als erforderlich. Wer *King's* Chinabuch «*Farmers of Forty Centuries*» studiert, findet mit Staunen, wieviele Probleme äußerer und innerer Ernährungsökonomie, an die wir nicht einmal denken, in China seit langem intelligente Lösungen gefunden hatten. Alle Fruchtbarkeits- und Nährwerte wurden mit größter Sparsamkeit zur höchsten Ausbeute gebracht.

Das bedeutete insbesondere, daß man bei der Bodennutzung den Umweg über das Tier fast ganz vermied, der ja, wie die Untersuchungen von *F. Wookes* und *J. W. Lucas* nachgewiesen haben, ungeheure Verluste an Nährwerten mit sich bringt.

Unter diesen Umständen machten Fleisch, Fisch und Eier im Jahre 1938 zusammen nur 3 %, wahrscheinlich sogar weniger, der Gesamtnahrungsmenge der Chinesen aus, wie sich aus allen Untersuchungen und Beobachtungen ergab, und der Konsum von Milch und Milchprodukten fehlte ganz, indem dagegen eine scheinbar unüberwindliche Abneigung bestand. Die tägliche Kost bestand zu 88 % aus Vollgetreidenahrung und etwas Hülsenfrüchten und Gemüsen, im Süden mehr Vollreis, im Norden Vierkornkost, stets nur gedämpft, nicht gebacken, ohne Salz, aber mit Soya gewürzt, etwas Gemüse, etwas Obst, keimendes Getreide und Pflanzensprossen vieler Arten.

Dabei stimmen alle Quellen, Beobachtungen und Untersuchungen darin überein, daß gerade dieser autarke Bauernschlag, der sich so ernährte, erstaunlich stämmig, kräftig und leistungsfähig war und heiteren Gemütes immer wieder die schwersten und mühsamsten Arbeiten verrichtete, daß er eine offenbar zähe Gesundheit, eine ausgezeichnete Fruchtbarkeit hatte, schöne, kräftige Zähne aufwies und immer wieder eine fast unglaubliche Widerstands- und Entbehrungsfähigkeit an den Tag legte.

Daß das praktisch ohne Fleisch möglich war, ist schon erstaunlich genug; daß es aber auch während Jahrtausenden und bei Hunderten von Millionen Menschen ohne Milch und Milchprodukte möglich war, ist noch erstaunlicher. Ohne Milch wird ja nach den scheinbar so wohlbegründeten Auffassungen unserer Ernährungsphysiologie jede Nahrung zur Mangelkost. Bei solcher Kost mußten die Chinesen nach allem, was der Fachmann «weiß», zwerghaft verkümmert, degeneriert und, da das Experiment schon so viele Jahrhunderte dauert, ausgestorben sein. Das Gegenteil war aber der Fall.

Man sagt auch, und glaubt es bewiesen zu haben, daß der Mensch bei solcher Ernährung weit mehr Nahrung zu sich nehmen müsse als bei «gemischter» Kost, mindestens ein Drittel mehr, um einigermaßen davonzukommen. Der schwer arbeitende chinesische Bauer aß aber in Wirklichkeit im Gebiet von Shantung, wo diese Verhältnisse am ausgeprägtesten waren, im Durchschnitt höchstens für 2600 Kalorien im Tag, statt 4000 und mehr, wie das bei gemischter Kost und Schwerarbeit als erforderlich gilt.

Natürlich gab es in dem Riesenreich im Lauf der Geschichte immer wieder Hungersnöte infolge von Mißernten und Naturkatastrophen, so wie es auch immer wieder Kriege gab. Aber es gab auch immer wieder Zeiten, in denen das Land gut regiert und in denen mit Hilfe von Vorratshäusern kluge Vorsorge getrieben wurde. Auch in diesen Zeiten war zwar die Lebenshaltung gering. Das will aber nicht heißen, daß ein unglückliches Leben geführt worden wäre. Die Bedürfnisse waren gering, und wer so eng mit dem Boden und dem Wachsen und Vergehen des Lebendigen verbunden ist und einen so starken Familienzusammenhalt hat, wie das in China der Fall war, lebt intensiver und wohl auch glücklicher als wir.

Man lese bei *King* nach, wie sorgsam gedüngt wurde. Man düngte die einzelne Pflanze, indem man die Setzlinge in verdünntem Dünger einweichte, in Reihen pflanzte und reichlich Gründüngung anwandte. Man benutzte dazu den chinesischen Klee, dessen junge Triebe vor der Blüte zuerst ein geschätztes Gemüse ergaben, und dessen Pflanze nachher als Dünger diente. Ebenso wurden die Wintererbsen nach dem Abpflücken leicht untergepflügt; ähnlich die Soja, der Weizen, die Gerste, die Bohnen, Gras, Schilf, Nadeln, Laub, Sträucher, Rapsstroh, Unkraut, Ölkuchen, Abfälle aus der Küche, Asche, Salpeterausblühungen, Flußschlamm, Lößerde, Steine alter Ofenbetten, Ofenruß, Gipstünche – kurz alles, selbst die abrasierten Barthaare, wurde gesammelt und zu Düngzwecken genutzt, so auch die menschlichen Fäkalien, die in besonderen Gefäßen gesammelt wurden, damit nichts verloren ging. In den Städten wurde die Fäkalienabfuhr an Unternehmer verpachtet und dem Land zugeführt. Dabei zeigte sich die außerordentliche Ernährungsökonomie im Organismus darin, daß die Fäkalien der Bauern und übrigen unteren Bevölkerungsschichten sehr viel weniger ausgaben als jene der Reichen und Soldaten, die sich täglich Fleisch gönnen konnten.

Selbst in den eigentlichen Reisgebieten war der Anbau nicht auf Reis beschränkt, wie oft angenommen wird, sondern es wurden daneben verschiedene Hirsearten, Gerste, Weizen, Buchweizen und Mais gezogen, dazu Wintererbsen, Buschbohnen, Linsen, Sojabohnen, Lotusknollen, Süßkartoffeln, Tarowurzeln, Rettiche, Zwiebeln, Knoblauch, Paprika, Weißkohl, nur Obst in relativ geringer Auswahl.

In der Speisenzubereitung war der Chinese in jahrhundertelanger Erfahrung ein Künstler und Feinschmecker geworden, weshalb man in vielen Weltgegenden Chinesen als Köche antraf.

Es gab aber nur 2–3 Mahlzeiten im Tag, und bei jeder Mahlzeit aß man wenig. Dabei «leistet der gemeine Mann Erstaunenswertes an Arbeit und Ausdauer», schreibt *v. Richthofen* (China 1877–1902). «*Er besitzt einen wohlgebauten Körper, dem die Kleidung freie Entwicklung gestattet, und zähe Muskelkraft, die sich nicht leicht zu plötzlicher Anstrengung ihrer Vollkraft aufschwingt, aber in Daueranstrengungen, wie zum Beispiel im Tragen von Lasten auf großen Strecken, in ausdauerndem Rudern oder Ziehen von Booten und dergleichen Beispielloses leistet.*

Auch die Ernährung der städtischen Handwerker war äußerst knapp gehalten: 2 Mahlzeiten, Maiskuchen, rohe Zwiebeln, Gemüsesuppe, Reis, Nudeln. Fleisch nur ein- bis zweimal im Monat, bei manchen nur einmal im Jahr.

Bemerkenswert ist, daß das «Prinzip der ganzen Pflanze» verwirklicht war. Von der Sojabohne z. B. wurden Stengel, Blätter und Hülsen als Gemüse gegessen, nicht nur die Samen. So auch bei der Lotuspflanze, der Süßkartoffel, wovon die jungen Stengel und Triebe als Spinat und in der Suppe genossen wurden. Das Zuckerrohr wurde meist in Gestalt von ca. 30 cm langen Stengelstücken als Leckerbissen zerkaut und ausgesogen. Grünkraut wurde zum Teil für Herbst und Winter zu einer Art Sauerkraut eingemacht.

Die chinesische Ernährung war durchwegs salzarm, wenn nicht ganz salzfrei.

Die Gemüse wurden stets nur wenige Minuten gedünstet. Auf diese Weise wurde die Vernichtung von Krankheitskeimen und Parasiten ermöglicht und zugleich der Wirkstoffgehalt viel mehr als bei unserer Kochweise geschont.

Vor Festessen galt als Regel, daß man sich durch 1–2 Tage langes Fasten vorbereitete.

Es ist festzuhalten, daß die Chinesen keineswegs Gesinnungs-Vegetarier waren; aber sie lebten praktisch vegetarisch. Ein Vielhundertmillionenvolk. Wird die Kenntnis dieses jahrtausendelangen Experimentes endlich in das Wissensgut des Abendlandes und der Fachgelehrten eingehen? Und endlich helfen, echtere Normen für unsere Ernährung, fruchtbarere Fragestellung für unsere Forschung aufzustellen und befriedigendere Nährwertdefinitionen zu finden?

[1] *Geographie und Geschichte der Ernährung im Dienste der Ernährungsphysiologie,* 40 Seiten, Sonderdruck.

Verhütung der Rhesus-Gefahr durch Rohdiät
(1964)

Über 10 Prozent der Geburten sind (theoretisch) in Rhesus-Gefahr: Tod des Kindes durch Blutzerstörung im Gefolge der Blutverbindung einer rhnegativen Mutter und eines rh-positiven Vaters. Sofortige Austauschtransfusion vermag heute viele der betroffenen Neugeborenen zu retten; aber die Gefahr ist noch groß und wächst mit jeder Schwangerschaft. Der Gedanke liegt nahe, bei solcher Blutgruppen-Situation von einer Heirat abzusehen, aber das geht nicht an, weil nur bei einem Teil der Frauen in dieser Situation Antikörper gebildet werden, die das Kind gefährden, und weil die Gefahr meist erst beim 2. bis 3. Kind auftritt. Man müßte wissen, warum ein größerer Teil der Frauen gefeit ist, um auch die andern feien zu können. Eben das ist nun, wie Dr. *Eric Weiser* in der «*Weltwoche*» vom 20. März 1964 berichtete, glücklicherweise gelungen durch die Entdeckung des New Yorker Gynäkologen Dr. *C. T. Javert*, bestätigt durch Dr. *W. M. Jacobs* von der Medizinischen Fakultät Houston. Das Mittel ist *Rohdiät*, ganz in unserm Sinne, möglichst C-, P- und K-reich, das heißt viel Rohgemüse, Frischobst und Zitrussäfte, notfalls ergänzt durch Zusatz der genannten Vitamine.

Was die gefeiten Frauen vor der Rhesusgefahr schützt, das ist die Filterqualität des Mutterkuchen-Kapillarnetzes. Erst wenn diese gelitten hat, kann Embryoblut in den mütterlichen Kreislauf gelangen, dort Antikörperbildung auslösen und damit die Katastrophe im Neugeborenen heraufbeschwören. Daß ein großer Teil der fraglichen Mütter heute eine geschädigte Placenta hat, zeugt für die Armut der heutigen Ernährung an Frischkost, und hat, wie zu vermuten ist, auch mit der allzu reichlichen Fleischkost zu tun; denn deren ungünstiger Einfluß auf die Kapillaren ist bekannt! Setzt man Rohdiät rechtzeitig vorbeugend ein, so können aber, wie gezeigt worden ist, fast alle unglücklichen Verläufe verhütet und selbst bei Vorhandensein von Antikörpern im mütterlichen Blut Geburten gesunder Kindchen herbeigeführt werden.

Die Bantu-Untersuchung

Untersuchung der Walker-Gruppe über die Ernährung und die Gesundheit der Bantu (Negerstämme Mittel- und Süd-Afrikas)

Nutrition Reviews 14 – 1956 – 321 und 16 – 1958 – 267; Annals N. Y. Acad. Sci. 69 – 959, 968 – Voeding 20/4, 175–178 13.4.1959.

Nach der vor 3 Jahrzehnten geltenden, auf unübersehbarer Forschungssumme beruhender Lehre braucht der Mensch – gleich welcher Rasse – pro Tag und 70 kg Körpergewicht um die 70, besser aber 80–90 g Eiweiß, davon mindestens ein Drittel, besser die Hälfte tierischen Ursprungs, 50, besser 70–80 g Fett, 70 mg Vitamin C, 0,9 g Kalzium und 11 mg Eisen. Diese Mengen galten als notwendig für eine normale, gesunde Entwicklung.

Die Untersuchungen der Walker-Forschergruppe an den Bantu, die einen großen Teil der südlichen Hälfte Afrikas bevölkern, nötigten zu einer Revision dieser Lehren. Deren Nahrung bestand im wesentlichen aus Pflanzenkost mit Mais als Grundnahrung und gelegentlichen Zugaben von tierischen Nahrungsmitteln, die an Menge kaum der Rede wert waren. Ihre Nahrung war nach unseren Normen viel zu arm an Fett, tierischem Eiweiß und Kalzium, und die Vitamin-C-Zufuhr erschien als viel zu gering. Es mußten folglich bei ihnen eine Anzahl leicht erkennbarer Mangelkrankheiten auftreten, was aber merkwürdigerweise nicht der Fall war. Verschiedene Untersuchungen an den Bantu stimmten sogar darin überein, daß ihr körperlicher Zustand sowohl bei Erwachsenen wie Kindern besser war als jener der Vergleichsgruppen weißer Bevölkerungen. «Anscheinend sind die Ernährungsverhältnisse der Bantu so, daß diese Bevölkerungen weitgehend frei sind von bestimmten Leiden, die bei den Weißen verbreitet sind.»

So der Walker-Bericht: *Protein:* «Der erwachsene Bantu führt sich bei kräftiger körperlicher Arbeit im Tagesdurchschnitt etwa 1 g Eiweiß p/Tg und p/kg Körpergewicht zu, wovon aber infolge der faserstoffreichen Kost relativ viel im Darm abgeht und das aus fast rein pflanzlicher Quelle stammt. Es tritt aber kein einziges der zu erwartenden Mangelsymptome auf. Auch die Brusternährung der Bantumütter erweist sich als in jeder Hinsicht befriedigend. Die Säuglinge wachsen normal. Die Muttermilch ist im Durchschnitt sogar etwas eiweißreicher als jene amerikanischer Mütter (1,35 gegen 1,06 %). Offenbar versieht die Bantu-Ernährung den Menschen im allgemeinen befriedigend mit Eiweiß und essentiellen Aminosäuren.»

Fett: «Die Bantu-Nahrung liefert davon kaum mehr als 10–12 g im Tag, und zwar sog. ‹verborgenes› Fett, d.h. kein zugesetztes sondern nur in Nahrungsmitteln natürlich enthaltenes. Überdies wird infolge des Faserstoffreichtums der Nahrung noch ziemlich viel Fett ausgeschieden. Trotzdem treten keine Zeichen von Fettmangel auf. Das zugeführte Fett stammt hauptsächlich aus Getreidekeimen und ist sehr reich an ungesättigten Fettsäuren. Arteriosklerose ist sehr selten, obwohl die Versorgung mit dem cholesterinsenkenden B-Vitamin Nikotinsäure (Nutrition Reviews 1 17/6, 168, Juni 1959) unterwertig ist.»

Kalk: «Die Bantu erhalten in ihrer Nahrung sehr viel weniger Kalzium (und Vitamin D), als unsere Normen verlangen, und zeigen trotzdem keinerlei Anzeichen von Kalziummangel. Rachitis ist sehr selten. Die Zähne sind ausgezeichnet. Wachstum und Körperlänge sind normal. Man findet bei ihnen keine Knochenerweichungen. Die Kalziumbilanz ist offensichtlich günstig. Es bestätigt sich hier die Auffassung von Hegsted (Harvard), daß der Kalziumbedarf unter Umständen sehr viel niedriger (0,25 g) angesetzt werden kann.»

Eisen: «Die Bantu-Nahrung ist überreich an Eisen (durchschnittlich 200 mg F / Tg), so daß Eisen im Körper abgelagert wird (Siderose) und Blutarmut aus Eisenmangel gänzlich fehlt. Bei Untersuchungen, ob F-Vorräte im Gewebe in Eisenmangelzeiten genutzt werden können, stieß man auf die Bedeutung der Nikotinsäure.»

Nikotinsäure (Antipellagrafaktor der Vitamin-B-Gruppe): «Die Bantu-Kost führt zwar ungefähr gleich viel Nikotinsäure zu (Vollkornreichtum) wie europäische Nahrung (Fleischreichtum), doch dürfte die Versorgung viel geringer sein, weil der Mais einen Antistoff enthält. Die Bantu-Muttermilch ist deshalb an Nikotinsäure unterwertig (nur 70 statt 150 mg); aber die Bantu-Säuglinge gediehen trotzdem ausgezeichnet und beide Arten Muttermilch enthalten immer noch mehr Nikotinsäure als die für die Säuglingskost der Weißen mitverwendeten Kuhmilchmischungen.»

Vitamin C: «Das Erstaunlichste ist, daß die Nahrung den Bantu kaum mehr als 1 mg Vitamin C zuführt statt der nach geltenden Normen notwendigen 50–70 mg oder der zur Skorbutverhütung nötigen 10–12 g. Trotzdem fehlt nicht nur Skorbut, sondern der Vitamin-C-Gehalt im Serum der Bantukinder ist hoch.» Die Forscher der Walker-Gruppe könnten sich diese Tatsache nicht anders erklären als durch revolutionäre Annahme, daß unter besonderen Ernährungsverhältnissen eine Vitamin-C-Synthese im menschlichen Organismus stattfinden kann.

Schlußfolgerungen: Wollte man die viel zu niedrige Versorgung mit tierischem Eiweiß, Fett und Kalzium der Bantu als abnormal bezeichnen, so müßte man auch ihren erfreulich niedrigen Cholesterinspiegel, das weitgehende Fehlen vieler bei uns verbreiteter Krankheiten und ihren vorzüglichen Gesundheitszustand als abnormal bezeichnen und das wäre absurd. Folglich drängte sich eine Revision der bei uns herrschenden Ernährungslehre auf.

Bandscheibenschäden

Von einem der größten Kenner der Wirbelsäulenforschung (nach dem Urteil der Hippokrates-Rezensenten 31. 7. 61), *Prof. Dr. med. M. Aufdermaur*, ist ein Werk («Die Spondylosis cervicalis», Stuttgart 1960) erschienen, das an gründlicher Kennerschaft, Unbestechlichkeit der Aussage und Zurückhaltung in der Befunddeutung seinesgleichen suchen soll. *Bandscheibenschäden beruhen danach auf der Dehydratation (Gewebsaustrocknung),* das heißt jenen (vorzeitigen) Alterungsprozessen, welche (nach *Korenchevsky* [London] und *Brull* [Lüttich], siehe Internat. Symposium für Alternsforschung, ref. Mai-Heft WP 1961) infolge Selbstvergiftung des Organismus mit angehäuften Abfallstoffen des Stoffwechsels, besonders jenen des Eiweißstoffwechsels, entstehen; es handelt sich um jene *mit der Selbstvergiftung der Gewebe parallelgehende Austrocknung* (Dehydratation), von welcher auch *J. A. Huet* (Paris) an jenem Symposium sprach.

Normalerweise, so betont Aufdermaur, setzt eine Bandscheibenverletzung eine erhebliche mechanische Gewalteinwirkung voraus, aber eine bereits in obiger Weise degenerativ veränderte Wirbelsäule ist in hohem Maße stoßempfindlich geworden, so daß bereits wesentlich geringere Gewalteinwirkungen genügen, um Bandscheibenschäden hervorzurufen. Jedoch ist auch nach Entstehung solcher Schäden von seiten des Organismus dafür gesorgt, daß alsbald *Heilprozesse* einsetzen und bandartige Überbrückungen der Zwischenwirbelräume eingebaut werden, um ein weiteres Vorquellen der Bandscheiben zu verhüten. Die Entartung muß also ziemlich weit fortgeschritten oder eine Schädigung besonderer Art eingetreten sein, wenn es zu jenen Rückenschäden und Folgen kommt, die empfunden werden und heutzutage in vorgerückten Jahren alltäglich geworden sind. Aus alledem geht hervor, daß es eine *Verhütung der Bandscheibenschäden* gibt. Sie deckt sich mit jener der vorzeitigen Alterserscheinungen überhaupt: *knappe, frischkostreiche, mineralstoffreiche, basenüberschüssige Vollwertkost* (nicht mehr als 60–70 g Eiweiß) *bei genügender und harmonischer körperlicher Betätigung (Wandern und Schwimmen).*

Die JAVA-Untersuchungen

«*Vitamin A Deficiencies in the Netherland East Indies*», by *Dr. A. G. van Veen* und *Dr. S. Postmus,* Eijkman Institute, «*Journal of the American Dietetic Association*», August 1947.

Zuerst heute

Ein trauriges Beispiel, was die bei uns ausgebildeten technokratischen Experten der Entwicklungshilfe ausrichten, liefert für Java der Bericht von *Th. A. B. Sanders* (Dept. of Pathology, Kingston & Richmond Area Health Authority in einem neuen Untersuchungsbericht aus Java (*«Food and Nutrition in Indonesia»,* in «*Plant foods for man*» I, 145–56, London 1975).

Indonesien hatte 1971 fast 120 (heute über 130) Mio. Einwohner, von denen an die 80 Mio. auf Java lebten. Java ist etwa so groß wie England, hat aber die anderthalbfache Bevölkerungszahl, die überdies rasch anwächst, nicht nur durch Geburtenüberschuß, sondern auch durch Einwanderung aus andern Inseln Indonesiens, und das Unter- und Mißernährungsproblem ist seit der Suharto-Regierung unter dem Einfluß westlicher Technokraten in rascher Zunahme begriffen. Die Vitamin-A-Versorgung ist inzwischen völlig ungenügend geworden, besonders bei den Kindern, weil nicht genug karotinhaltiges Gemüse und kaum mehr Rotpalmöl zur Verfügung steht. Die Versorgung mit Folsäure ist entsprechend gesunken und jene mit Vitamin B_{12} praktisch gleich null (van Veen & Postmus wußten noch nichts von diesem Vitamin und es bestand damals, wie aus ihrem Bericht geschlossen werden kann, auch keine B_{12}-Avitaminose. Jetzt aber haben sich Anämien und andere Krankheiten stark ausgebreitet). Eine Menge Wald sei abgeholzt und Fruchtland in Weideland umgewandelt worden. Jährlich sinke die Bodenfruchtbarkeit durch Erosion usw. Der Zug zu künstlicher Säuglingsernährung statt Bruststillens bereite große Sorgen. Vitamin-A-Mangel sei jetzt eine Hauptursache von Erblindung geworden, während die Augendarre (Xerophthalmie) weniger verbreitet sei und offenbar durch die geringen Mengen von Rotpalmöl, Gemüse und Cassava-Blättern, die von den Hungernden gegessen werden, meistens gerade noch verhütet wird. Kropf und Blutarmut seien verbreitet, aber eigentliche B_{12}-Mangelfolgen bei den Einheimischen seltener als bei den Eingewanderten, weil bei den ersteren der Mangel an Hygiene offenbar noch für etwas B_{12} sorgt. Seltsamerweise würden Eier, Hühner, Fleisch und Fisch auf den Märkten verkauft, statt selber gegessen, und Java exportiere absurderweise in steigendem Maße Rinder und Schweine in benachbarte Länder. Auch Rotpalmöl werde unsinnigerweise exportiert, um

Devisen zu bekommen. Dementsprechend wachse die Zahl der Blinden. Zum Glück bestand 1971 die Reis-Grundkost noch zu 80 % aus handgestampftem Vollreis, aber das ändere sich leider rasch. 1973 seien es nur noch 50 % gewesen, und dementsprechend bereiteten sich außer den A- und B$_{12}$- auch die Vitamin-B-Mangelschäden alarmierend aus (in dem Land, wo Eijkman dieses Vitamin entdeckte und dafür den Nobelpreis erhalten hat!). Statt die Familien-Selbstversorgung mit naturnaher, überlieferter Kost zu fördern, gehen die Anstrengungen nach dem Bericht unsinnigerweise darauf aus, die Erzeugung von tierischen Nahrungsmitteln zu steigern. Auch würden die Hygienebemühungen fortgesetzt und damit die letzten Chancen geringer B$_{12}$-Versorgung verspielt.

Welche Fortschritte der Ernährungswissenschaft! Welche «Entwicklungshilfe»! Möchte man da nicht kopfschüttelnd «Wahnsinn, Wahnsinn, Wahnsinn» sagen wie der Arzt am Schluß des Filmes «Die Brücke am Kwai»?!

Zur Kolonialzeit

Java, die dichtestbesiedelte Insel Indonesiens ist ein Teil der Urheimat der Menschen und einer der ältesten Mutterböden menschlicher Kultur. Der Nobelpreisträger *Chr. Eijkman* entdeckte dort das erste Vitamin und hat vor mehr als einem halben Jahrhundert in Pflügers Archiv darauf hingewiesen, daß das javanische Landvolk bei nur 54 g fast rein pflanzlichen Eiweißes und tropischer Schwerarbeit nicht nur erstaunlich leistungsfähig und ausdauernd war, sondern auch viel weniger schwitzte als die Weißen, die ja gewöhnlich dort kaum zu körperlicher Arbeit kamen.

Nach Eijkman war das Ernährungsforschungsinstitut in Djakarta, damals Batavia, benannt und an diesem Institut forschten *van Veen* und *Postmus* bis kurz vor dem Ende der Kolonialzeit von Niederländisch Ost-Indien zwar nicht danach, wie es möglich war, daß die Menschen dort bei so geringer Eiweißmenge, und dazu noch fast rein pflanzlicher Herkunft, zu so strenger Feldarbeit und einer Gesundheit «ohne ernstere Krankheiten» fähig waren, sondern danach, wieso es bei ihnen nicht zwangsläufig zu einem schweren Defizit in der Vitamin-A-Versorgung kam und tatsächlich alle Zeichen eines A-Mangels fehlten, obwohl sie keinerlei Molkerei- und andere tierische Produkte und Fleisch nur bei seltenen Ausnahmegelegenheit zu sich nahmen (*«an almost insignificant consumption of animal protein»*), sich also praktisch nur Carotin oder *Provitamin-A* zuführten, wovon nach Ermittlungen bei uns nicht mehr als 5–15 % zu Vitamin A verwertet werden. *«In Java jedenfalls»*, schrieben sie, «*bereitet die Absorption des A-Provitamins und dessen Verarbeitung im menschlichen Organismus keine Schwierigkeiten*», jedenfalls nicht bei jenen javanischen Landleuten, die sich in ihrer seit Jahrtausenden überlieferten Art und Weise ernährten. Weniger gut war es der Fall bei den Plantagenarbeitern, die ihrer ursprünglichen Ernährungsweise entfremdet waren und dabei tatsächlich A-Mangelsymptome entwickelten. Immerhin war man auch da nicht genötigt, ihnen Vitamin A zu verabreichen, sondern es genügte Rotpalmöl, obwohl dieses auch nur Karotin enthält, als vollkommener Lebertranersatz.

Bei den Landleuten war der *durchschnittliche Tagesverbrauch* nach dieser Untersuchung: 585 g Vollreis, 57 g Gemüse, 17 g Obst, 5,7 g Hülsenfrüchte, 1 g Fett oder Öl und als seltene Ausnahme etwas Fleisch oder Fisch. Insgesamt nicht mehr als *2100 Kal., 51 g Eiweiß und 9,2 g Fett* (mit Einschluß des in Nahrungsmitteln verborgenen), und dies bei tatsächlicher Schwerarbeit. Diese Menschen waren allerdings im Durchschnitt kleiner. Aber auch wenn man die erwähnten Werte auf 70 kg Körpergewicht umrechnet (was in Anbetracht der relativ verringerten Körperoberfläche nicht in vollem Umfange zu berücksichtigen sei), erhielt man mit 2720 Kal., 66 g Eiweiß und 11,9 g Fett also immer noch Zufuhren, die von unseren Experten als derart ungenügend taxiert würden, daß sie dabei abschwachen und erkranken mußten, während sie in Wirklichkeit andauernd erstaunlich leistungsfähig und gesund waren. Da die Javaner seit Jahrtausenden bei dieser ihrer Kost gediehen waren, konnte unsere Ernährungslehre, wie van Veen und Postmus bemerkten, in diesen Punkten nicht stimmen, und das war auch nicht erstaunlich, da sie (nach «*Nutritio et Dieta*» I, 1, 1) «fast allein auf Tierversuchen und chemischen Analysen aufgebaut ist und erst in neuster Zeit da und dort ihre Aufmerksamkeit gelegentlich auch der menschlichen Wirklichkeit zuwendet».

«Die Armut in der heutigen Industriegesellschaft hat ein ganz anderes Gesicht bekommen. Sie ist die Armut von Menschen, die weder Hunger noch Nacktheit noch Schutzlosigkeit im herkömmlichen Sinne erleiden, sondern den Verlust einer Orientierung in einer sich rasend verändernden Zivilisation. Sie ist Kraftlosigkeit bei der Suche nach einem formgebenden Lebenssinn, Verlassenheit bei einem verpaßten Anschluß an lebenserfüllende Möglichkeiten.» *(Dr. Delbert Barley* in der FAZ v. 17.12.1969).

118

Mexiko

«Dreierlei Hunger»

«*The Nutrition Problem of Mexico*», von *Prof. Dr. Rob. S. Harris,* Leiter der Nutrition Biochem. Laboratories. Massachusetts Institute of Technology, Journal American Dietetic Association, Nov. 1946. Man vergleiche dazu: *Prof. Dr. med. K. Hintze:* «Geographie und Geschichte der Ernährung», Leipzig 1934, Neuausgabe 1976 Wiesbaden. Ferner *J. Soustelle:* «La vie quotidienne des Aztèques», Paris 1955. *J. E. Thompson:* «La civilisation aztèque», Paris 1934. *J. P. McEvoy:* «Hi, The Poor Indian», in The Reader's Digest, Aug. 1946. *Dr. Ralph Bircher:* «Geographie und Geschichte der Ernährung im Dienste der Physiologie», Hippokrates-Verlag, Stuttgart 1957.

An der Welt-Ernährungskonferenz von Hot Springs im Jahre 1943 wandte sich der Delegierte Mexikos an die hohe Versammlung mit dem Ersuchen, in seinem Lande eine Untersuchung der Ernährungsverhältnisse zu ermöglichen. Es gebe da nämlich weite Bevölkerungsschichten, die weder Milch noch Milchprodukte zu sich nehmen und andere tierische Nahrungsmittel wie Eier und Fleisch nur als relativ seltene und gelegentliche Zugabe kennten. Ihre Nahrung sei von alters her im Alltag fast rein vegetabil und überdies an Menge knapp. Wenn man nun die Ernährung dieser Volksschichten an den Maßstäben messe, die an dieser Konferenz für die Welternährung als grundlegend vereinbart wurden, müßten diese Menschen schwer unterernährt sein und an auffallenden Nährschäden leiden. Dies sei ihm bei diesen Volksschichten zwar nicht aufgefallen, aber vielleicht sei dies nur nicht leicht erkennbar und es erscheine ihm als angezeigt, sich beizeiten vorzusehen, ehe eine katastrophale Lage entstehe.

In den USA ging man auf diesen Hilferuf des Nachbarlandes bereitwillig ein. Es wurde in Mexico-City ein Landes-Ernährungsinstitut geschaffen, und dieses führte mit Hilfe der berühmten Polytechnischen Hochschule in Boston eine gründliche Untersuchung durch, über deren Ergebnisse dann Bericht erstattet wurde in der eingangs zitierten Veröffentlichung.

Zum ersten wurden die pflanzlichen Nahrungsmittel, von denen die erwähnten Bevölkerungsgruppen lebten, umfassend auf ihren Gehalt an Nähr- und Wirkstoffen untersucht. Mehr als 450 verschiedene ihrer Lebensmittel und Gerichte wurden nach Boston geflogen und in den dortigen Hochschullaboratorien analysiert.

Mit dem Ergebnis, wie Prof. Harris schreibt, daß diese vegetabile Nahrung sich wider Erwarten als ausreichend erwies, um damit den Empfehlungen des Food & Nutrition Board des National Research Council zu genügen (mit

Ausnahme natürlich der Empfehlung: mindestens ein Drittel der Eiweißzufuhr tierischer Herkunft). «Es ist in Mexiko tatsächlich möglich», schloß Harris seinen Bericht, «ohne Fleisch und ohne Molkereiprodukte auszukommen.» Die als unumstößlich geltende Unentbehrlichkeit tierischen Eiweißes und Überlegenheit tierischer Fette erschienen hier als hinfällig. Harris versuchte dies damit zu erklären, daß «die pflanzlichen Nahrungsmittel in Mexiko offensichtlich nahrhafter sind als in den Vereinigten Staaten», eine Annahme, die allerdings keine geringe Kritik an der Nahrungsversorgung in den USA enthielt. Insbesondere waren die untersuchten Speisen aus Mexiko ungewöhnlich gehaltreich in bezug auf Kalk, Eisen, Karotin, B-Vitaminen und wertvollem Eiweiß.

So machte *Malven-Spinat*, ein wie unser Spinat schmeckendes Wildgemüse, als tägliche Normalkost dieser Bevölkerungen in einer Normalportion bereits 40% jener Kalziummenge, 90% der Eisenmenge, 140% der Karotinmenge und 60% der Vitamin-C-Menge aus, die der NRC als Tagesbestmengen empfahl. Das tägliche «Brot», die Vollmais-Tortillas (Fladen), wovon die Ärmeren täglich bis 700 g verzehrten, sorgte für eine reichliche Zufuhr aller Vitamine der B-Gruppe und reicherte die Kost weiter mit Eisen und Kalzium an. Die täglich etwa 50 g konsumierten Pepperoni (Chili) trugen außerordentliche Mengen Karotin (30 000 I. E. in 100 g) und viel Vitamin C bei. Sogar der Pulque (Gärmost aus Agavensaft mit relativ geringem Alkoholgehalt) trug Vitamine und Nährstoffe bei.

Als zweiter Schritt wurde aus den betreffenden Bevölkerungskreisen Mexikos 1000 sehr arme, kärglich und praktisch rein pflanzlich ernährte Kinder mit modernen Diagnosemethoden auf ihren Gesundheitszustand untersucht und zum Vergleich einer in gleicher Weise untersuchten Gruppe von 700–800 Mittelstandskindern im US-Staate Michigan mit vielseitiger, reichlicher amerikanischer Kost gegenübergestellt. Der Vergleich mußte natürlich nach den Maßstäben der Ernährungsphysiologie für die mexikanischen Kinder sehr ungünstig, wenn nicht katastrophal ausfallen. Wie hätte es anders sein können, als daß sie unterentwickelt, krankheitsanfällig und voll Nährschäden und Degenerativzeichen befunden worden wären, umso eher, als bei ihnen überdies eine viel geringere Wohnkultur und Hygiene hinzukam. Aber die Ergebnisse dieser überaus gründlich durchgeführten Prüfung förderten das genaue Gegenteil zutage: «Nach allen wesentlichen biochemischen und histologischen Indizien waren die kärglich und vegetabil ernährten kleinen Mexikaner gesünder als die reichlich und vielseitig, mit ziemlich viel tierischem Eiweiß ernährten kleinen ‹Michiganer›.»

Daraufhin ging Harris noch einen Schritt weiter. Er ließ Mittagsmahlzeiten für Schulkinder zusammenstellen, das eine Mal mit jenen rein vegetabilen, typisch mexikanischen Nahrungsmitteln und Speisen, das andere Mal mit gemischter Kost nach den herrschenden Begriffen nicht der Michiganer, sondern der wissenschaftlichen Ernährungsphysiologie, beidemal nach den Empfehlungen des National Research Council in bezug auf die verschiedenen Nähr- und Wirkstoffe, soweit dies irgend möglich war. Dies ließ sich auch mit mexikanischen Nahrungsmitteln – abgesehen vom tierischen Eiweiß – ohne Schwierigkeiten erreichen und auch ohne jedes Übermaß, so daß die Kinder optimal ernährt waren und dabei kamen die Schulmahlzeiten auf die zweite Art im Preis mehr als fünfmal billiger zu stehen!

In diesem Preisunterschied – beidemal in Mexiko gekauft – bei gleicher ernährungsphysiologischer Qualität kommt mit verblüffender Deutlichkeit die Kostspieligkeit der Erzeugung tierischer Nahrungsmittel zum Ausdruck, die Größe der Nährwertverluste bei dem, was «Veredelung über den Tiermagen» genannt wird.

Nun hatten allerdings die meisten einheimischen Mexikaner, deren Ernährung in diesen Erhebungen geprüft wurde, und insbesondere jene 1000 sehr armen Kinder, bei weitem nicht die Bestmengen zur Verfügung, wie sie vom NRC empfohlen und in diesen Schulmahlzeiten verwirklicht wurden. Vor allem die Mengen an den Nährstoffen Eiweiß, Fett und Kohlehydrate blieben darunter, so daß Prof. Harris von *Unterernährung* dieser Bevölkerungen schrieb, und doch war ihr Gesundheitszustand, wie erwähnt, besser als jener des nordamerikanischen Mittelstandes. Diesem Paradox nachgehend kam Harris zu folgendem Schluß:

«Neuere klinische Forschungen haben ergeben, daß Unterernährung, wenn harmonisch zusammengesetzt, vitamin- und mineralreich, keine biochemisch oder histologisch feststellbaren Schäden, keinen Mißernährungszustand ergibt. Der Mensch hungert zwar, ist aber trotzdem ‹wohlernährt›.»

Dies veranlaßte Harris, den Begriff Hunger feiner und tiefer zu erfassen als das bis dahin geschehen war. Es gibt, so schrieb er, einen Hohlbauchhunger (*«Hollow Hunger»*), einen maskierten Hunger (*«Hidden Hunger»*) und einen Überdruß-Hunger (*«Humdrum-Hunger»*). Das war natürlich ein erster Gehversuch auf einem in der Begriffsbildung zurückgebliebenen Gebiet, wo noch viel Denkarbeit zu leisten ist. Der «Hollow Hunger» ist an der Kalorien- und Gewichtstabelle zu messen und braucht offensichtlich unter geeigneten Umständen die Gesundheit durchaus nicht zu beeinträchtigen, kann sie sogar ausgesprochen fördern. Der «Hidden Hunger» ist im Bereich unserer Wohlstandsgesellschaft ziemlich allgemein und besteht in einem Mangel an Wirkstoffen bei Überfluß an Nährstoffen. Wir sind ihm hier unter der Bezeichnung «*Reizhunger*» oder «*Tantalus-Hunger*» schon oft nachgegangen. «Humdrum-Hunger» ließe sich als Unlust infolge Eintönigkeit der Kost bezeichnen.

Na ja, wurde zum Fall der bei «Hollow Hunger» gesünderen mexikanischen Kinder geäußert; doch vergleiche man sie mit nordamerikanischen Kindern, so seien sie doch so ruhig, geduldig und anscheinend wenig energisch, und eben dies sei doch wohl auf ihre einseitig ärmliche Kost zurückzuführen. Doch McEvoy gab seinen Landsleuten, die so redeten, in «Hi, the Poor Indian» zur Antwort: «Der ... Indio ist vielleicht der ruhigste unter den lebenden Menschen. Es ist lustig, die Verwirrung der amerikanischen Touristen zu sehen, wenn sie auf die granitene Würde dieser Unbeugsamen stoßen.» An Markttagen würden da fünftausend Menschen fast unhörbar, nur mittels verstohlener Blicke, Zeichen und selten geäußerter Worte ihre umständlich verhandelten Geschäfte tätigen. «Der amerikanische Tourist ist hingegen fraglos der lärmigste Mensch auf Gottes Erdboden ... Diese Indios klappen nicht an Herzleiden zusammen und überfüllen Sanatorien mit psychopathischen Zusammenbrüchen ... Der Indio kann hungrig und dennoch glücklich sein ... wenn aber eine Fiesta kommt, dann versteht er eine Überfülle an religiöser und weltlicher Freude daraus zu machen, und was seine angebliche Trägheit und Schwäche aus angeblicher Unterernährung betrifft, so trägt er über sechs Berge eine Last auf seinem Rücken, die der amerikanische Tourist oft kaum auch nur vom Boden aufheben kann.»

Um auf die hier referierte Untersuchung von Prof. Harris zurückzukommen, so ist nicht auszudenken, welch sinnvollere und erfolgreichere Entwicklung die Forschungen und Bemühungen zur Überwindung des Hunger-Ödems und des Kwashiorkor hätten nehmen können, wenn sie die verdiente Beachtung gefunden hätten.

Hört auf die Nuance, hört nicht aufs Absolute! Werdet feiner, nicht gröber, werdet empfindlicher, nicht unempfindlicher! Der Akkuratesse verdanken wir Annäherung an die Wahrheit. Die Sorgfalt, die minutiöse Beachtung der feineren Details hat diese Wirkung. Der Untersucher muß empfindlicher sein für die kleinen Warnungen des Verstandes, er muß mißtrauisch sein gegen die ersten groben Eindrücke.

Prof. V. v. Weizsäcker: Der kranke Mensch

Wie die Wikinger sich ernährten

Ein gebürtiger Isländer, *Privatdozent Dr. Skuli von Gudjonsson* in Kopenhagen, hat die Ernährung der Wikinger und der altnordischen Völker untersucht. Sein Beitrag zur Ernährungsgeschichte erhält dadurch besonderen Wert, daß er Arzt und Hygieniker von Beruf und als Isländer eine anderswo kaum vorhandene Sprachkenntnis und Einfühlungsgabe in die altnordischen Sagen, Eddaliteratur und Lebensverhältnisse hatte, in die er sich zu diesem Zwecke vertiefte. Über seine Ergebnisse berichtete er am 17. 4. 1936 in der Berliner Mediz. Ges. (Deutsche Med. Wschr. 20. 9. 1936).

Die Wikinger (und anderen Nordvölker) waren physisch hervorragend entwickelte Menschen. «Ihre Waffen waren schwer und verlangten starke Arme. Die verwitterten Knochen zeugen von einem kräftig ausgebildeten Körperbau und starken Muskeln. Kampf und Sport waren ihre Lieblingsbeschäftigung.» Ihre Leistungen darin können sich nach Gudjonsson mit manchen Weltmeistern der Neuzeit messen. Über die Körpergröße sagt das Referat nichts. Darüber Genaueres zu erfahren wäre nicht uninteressant; denn die geschilderte physische Entwicklung ist, wie das Beispiel der alten Eidgenossen zeigt, mit einer eher untersetzten Statur (150–155 cm) vereinbar und bedingt durchaus keine «Hünengröße». Interessant ist das Beispiel der Wikinger vor allem deshalb, weil es sich um Menschen handelte, die sich an ein sehr ungünstiges Nordlandklima angepaßt hatten, so daß die Annahme naheliegt, daß sie ähnlich wie die Eskimo hauptsächlich von Jagd- und Fischfang gelebt hätten. Die Wikinger waren nicht nur körperlich hervorragend entwickelt, sie erfreuten sich auch eines ausgezeichneten Gesundheitszustandes. Sie müssen nach Gudjonsson eine große Widerstandskraft gegen Infektionen gehabt haben bei seltener Entzündung der Wunden und rascher Wundheilung (sie behandelten die Wunden mit gekochtem Wasser).

Aus den vorhandenen Quellen fällt am meisten auf, daß man auf ein fast vollständiges Fehlen von Avitaminosen aller Art schließen kann, selbst auf ihren langen Seefahrten, während dieselben Nordländer im 16. Jahrhundert vom Skorbut heimgesucht wurden. Warum die Wikinger gegen Skorbut immun waren, fand Gudjonsson heraus. Warum der spätere Einbruch geschah, muß noch ergründet werden.

Eine Hauptfrage ist natürlich, von was für Nahrung die Wikinger lebten, so daß sie so gesund, kräftig und widerstandsfähig sein konnten. Die Annahme liegt wie gesagt nahe, daß sie sich ähnlich den Eskimos einseitig von Jagd und Fischfang ernährten. Aber die so gründlichen Untersuchungen Höygaards, kurz nach denen Gudjonssons bei den noch autark lebenden Ostgrönland-Eskimos zeigten, daß diese Eisrandmenschen bei ihrer einseitigen Fleischnahrung (299 g Fett, 169 g Eiweiß, 22 g Kohlehydrate) frühzeitig durch atheromatöse Entartung jagdunfähig wurden und starben.

Die Wikinger und anderen Nordländer waren natürlich Selbstversorger und konnten sich auf keine Zufuhren aus südlicher gelegenen Gegenden verlassen, auch nicht mittels Raub. Sie waren in ihrer Heimat, und das ist nun das erstaunliche Ergebnis der Untersuchung, in allererster Linie ein ackerbautreibendes Volk. Jagd und Fischerei traten zurück. Ackerbau bildete die Grundlage für die Ernährung, selbst während der Beutezüge der Wikinger, an denen übrigens nur ein kleiner Teil der im Ganzen ansässigen Bevölkerung teilnahm. In der Literatur nehmen die Ausfahrten natürlich den größten Platz ein.

Was für Nahrung brachte nun ihre Landwirtschaft hervor? «Mehlspeisen waren natürlich ein Hauptbestandteil der Volksernährung: *Hafer, Roggen und Gerste.*» Heute würde Gudjonsson nicht mehr von «Mehlspeisen» schreiben, da man sich darunter Feinmehlgerichte vorstellt und es sich ja nur um Vollkorngerichte handeln konnte. «Vom Mehl wurde Brot gebacken und Grütze gekocht, ein sehr gängiges Gericht, meist Wassergrütze ... Das Korn wurde gemahlen», d. h. natürlich geschrotet; denn sie verstanden noch nicht, die Kleie vom Mehlkern zu trennen. *Haferbrei und Hering* waren eine gewöhnliche Hauptspeise.

An Gemüse, wovon sie nicht viele Sorten kannten, wurde vor allem *Kohl* reichlich verzehrt, und *Wildgemüse* eifrig gesammelt; vor allem die Wurzeln von Angelika (eine Art Blattsellerie) wurden reichlich gegessen, und an Knollengemüse *Zwiebeln*, selbst auf Island, wo solche in ansehnlichen Mengen gepflanzt worden sein müssen. Gudrun, die Tochter Ossifurs, versammelte ihre jungen Söhne in ihrem Zwiebelgarten um sich. In der Edda steigt die Erde nach der Weltkatastrophe wieder aus dem Meer und wird grün und schön, mit grüner Zwiebel bewachsen. Mit einem Vorrat von Zwiebeln gingen die Wikinger an Bord. Sowohl Zwiebeln wie Kohl sind ja als Vorrat lange haltbar und ergeben zusammen eine reichliche Vitamin-Versorgung auch an Ascorbinsäure (C). Man erinnere sich, daß nach den Untersuchungen von Prof. Hintze («Geographie und Geschichte der Ernährung») schon bei den athenischen und römischen Soldaten die Zwiebel als Zugabe zur einförmigen Weizenration bevorzugt wurde. Die Zwiebeln wurden nach der Sage ungekocht gegessen, wie auch andere Pflanzengerichte in Steinkübeln hergerichtet, was bedeutet, daß man nicht kochte (das Kochen geschah in Metallkesseln).

124

Gleich dem Gemüse war das *Obst* zwar nicht artenreich, aber an Menge beträchtlich. Besonders Äpfel waren hochgeschätzt und wurden als Vorrat gehalten. Dazu kamen reichlich wildwachsende Beeren, nebst Moos und Flechten. Nach dem Glauben der Altnordischen verwahrte die Göttin Ydun («die Verjüngende») die Äpfel, von denen die Götter essen sollten, wenn sie älter wurden, «weil Äpfel die Jugend erhalten». Einmal lockte nach der Saga die falsche Loki die schöne Ydun aus Walhall in den naheliegenden Wald, wo sie vom Riesen Thjase entführt und nach Thrymsheim gebracht wurde. Darauf wurden die Götter bald grau und alt. Sie bekamen aber Ydun und die Äpfel zurück.

Das *Schwein* wurde zwar als Hauptlieferant von Speck und Fett angesehen, aber für einen größeren Schweinebestand fehlte die Eichelweide.

Fleisch war zweifellos geschätzt bei der knappen Gesamtnahrungsmenge – Grund bescheidener Körpergröße –, aber es war kein häufiges oder gar tägliches Nahrungsmittel. Dafür fehlten die materiellen Voraussetzungen bei Selbstversorgern (man denke an die unvorstellbar dünne Besiedelung Ostgrönlands zur Zeit der Selbstversorgung!), die «in allererster Linie Ackerbau trieben», bei der Futternot im langen Nordwinter und der geringen Ergiebigkeit der alten, kleinen Viehrassen (Ochsen von der Größe unserer Kälber). Die Rinder wurden als Arbeitstiere im Ackerbau gebraucht und erst in hohem Alter geschlachtet. Beim Jagdvieh wurden «fast alle Teile eine Tieres gegessen». Man bereitete aus Blut ein Vorzugsgericht. Leber, Nieren, Hirn, Testes und Pankreas waren die begehrtesten Teile, dann folgte der Speck, zuletzt die Muskeln. Die Seltenheit der Milch brachte es mit sich, daß die Getreidegrütze meist nur in Wasser gekocht wurde, etwas das in Mittel- und Süddeutschland nur bei den Ärmsten vorkam. Und Milch, wenn man schon welche hatte, wurde «meist nicht gekocht, sondern roh genossen, oder (als Vorrat) zu (Sauermilch-)Käse verarbeitet».

Noch ein Hinweis, welcher Gudjonsson auffiel: Zahlreiche menschliche Beinamen leiteten sich von Nahrungsmitteln aus Getreide ab, sowie von Milch und Milchprodukten, aber nur wenige von Fleisch und Fisch.

Die Literatur läßt allerdings keinen Zweifel, daß Fische, namentlich Heringe, zur täglichen Kost gehörten. Heringe konnte man in Menge in Netzen fangen. Sie lieferten hochwertiges Fett und Vitamin A und konnten auch als Vorrat getrocknet werden, und den getrockneten Hering aß man roh, «so wie heute noch in Island» (Gudjonsson).

Eskimoernährung und -gesundheit

Die ursprünglichen Eskimos lebten fast nur von Fleisch. Wie sich das auf ihre Gesundheit auswirkte, ist eine Frage, die nicht im Halbdunkel der Meinungen bleiben darf. Für die Ernährungswissenschaft vor den Problemen der Über- und Mißernährungskrankheiten und der Unterentwickelten-Hilfe ist sie eine Sphinxfrage. Sie ist das auch für alle Vegetarier. Diese Sphinx wartet auf Antwort[1].

I

Da, wo Baum und Strauch fehlen, Winter gleich Nacht ist, die Erde nur obenhin auftaut und Milchtiere nicht mehr gedeihen, das heißt in polarnahen Gebieten, lebte bis in die Gegenwart (wie einst bei uns in der Eiszeit) eine überaus spärliche Bevölkerung in kleinsten Menschengemeinschaften und behauptete sich seit langen Zeiten in einer unmenschlichen Umwelt dank außerordentlichen Anpassungsleistungen. Die Ernährung dieser Menschen stellt in ihrer Unregelmäßigkeit und Einseitigkeit «*eine in System gebrachte ständige Hungernahrung*» dar *(Maurizio)*. Sie besteht aus Fleisch und Fett mit geringen Beilagen und ist ganz einseitig tierisch. Man sollte glauben, daß die Wissenschaft sich dieses von der Ernährungsgeographie veranstaltete Experiment mit intensivem Interesse zu studieren nicht hätte entgehen lassen, da ja *die Ergebnisse von Tierversuchen* «*nur mit größter Vorsicht auf den Menschen übertragen werden können*[2]», während die Aufklärung der Zusammenhänge einer so einseitigen, aber doch durch die Dauer bewährten Kostform wesentliche Aufschlüsse verschaffen kann, die anders kaum zu gewinnen sind.

Neuerdings sind nun im Zuge der Sorge für unterentwickelte Völker und im Zuge der Arterioskleroseforschung einige ernährungsgeographische Untersuchungen an Bevölkerungen mit umgekehrt extremen Kostformen durchgeführt worden, nämlich an solchen mit einseitig vegetabiler Nahrung[3]. Sie haben übereinstimmend gezeigt, daß bei einer Dauerernährung, welche in bezug auf Fett und Eiweiß wesentlich unter den begründeten Empfehlungen unserer Ernährungsphysiologen bleibt, dennoch eine hohe Leistungs- und Widerstandsfähigkeit entstehen kann und daß diese Bevölkerungen dabei auch praktisch frei bleiben von den bei uns verbreiteten Abnutzungskrankheiten wie Arteriosklerose, Bluthochdruck, Nieren- und Leberleiden, Arthritis und Arthrosen, Magen- und Zwölffingerdarm-Geschwüren, Appendizitis, Multiple Sklerose, Perniziöse Anämie, Nieren- und Blasensteine, Schwangerschaftstoxikosen und Eklampsie. Erst unter dem Einfluß allzu großer Hungersnot, von Nahrungsmitteldenaturierungen und Änderungen der Stillgewohnheiten treten auch dort gewisse ernährungsbedingte Krankheiten anderer Art *(Kwashiorkor!)* auf[4].

Ganz anders, ja konträr geartet ist die eingangs erwähnte einseitige Eiweiß- und Fettkost der Eskimos und anderen Eisrandmenschen, wo die Eiweiß- und Fettzufuhr überdies fast rein aus Fleischnahrung stammt und weit über alle physiologischen Verhältnisse hinausgeht. Und doch haben auch diese Menschen sich unter schwersten Lebensbedingungen dauernd leistungs-, widerstands- und fortpflanzungsfähig erhalten. Darum ist es sicher nicht verfrüht, wenn nun ein Werk erscheint, das sich mit dieser ganz anders einseitigen Kostform eingehend befaßt und ihren Einfluß auf die Gesundheit untersucht: *«Die Eskimoernährung und ihre gesundheitlichen Auswirkungen»* von *Medizinalrat a. D. Dr. Otto Abs*[5].

Es gehört sicher zu den schwierigen Aufgaben, ganz voraussetzungslos an solche Probleme heranzugehen, wo bis zu den fruchtbarsten Fragestellungen und Folgerungen nur unter der Bedingung vorgestoßen werden kann, daß man sich aus den herrschenden Zeitströmungen herauslöst, das Gesichtsfeld enzyklopädisch weitet und die Fülle der Einzelfakten beharrlich in die Strukturen und Proportionen der Gesamtzusammenhänge einordnet. In diesem Sinne wäre dieser Arbeit eine umfassendere Orientierung in anderen Bereichen der Ernährungsgeographie und -geschichte sehr zugute gekommen, wie sie verhältnismäßig einfach durch die Einbeziehung der grundlegenden Werke von *Maurizio*[6] und *Hintze*[7] möglich gewesen wäre, wie auch einiger älterer Berichte und Arbeiten über Polarvölker – *Kranz* (1780), *Riedel* (1902), *Nansen* (1909), *Byhan* (1909), *Rasmussen* (1926) –, dann der oben bereits erwähnten Untersuchungen an Konträr-Kostformen von *Adolph, van Veen* und *Postmus, Harris, Walker, de Langen*[8] und anderer und vor allem, so scheint mir, des Werkes von *H. B. Stevens*[9] über die Entwicklung und Existenzform der Eiszeitmenschen. Dessenungeachtet ist die Neuerscheinung durch die Fülle des verarbeiteten Schrifttums (269 Titel!) und der gesammelten Tatsachen und Einblicke eine Fundgrube, die uns bisher gefehlt hat. Als einstiger Werkarzt auf Spitzbergen hat Abs in den 1920er Jahren die Bedeutung dieser Frage erkannt und ihr eine Lebensarbeit gewidmet. Dankbar lasse ich mich in zwei nicht unwichtigen Zahlen von ihm berichtigen, die in meinem Kurzreferat[10] über Eskimoernährung vorkamen: Die (mir von *Schröder* übermittelte) Angabe der *Kohlehydratzufuhr bei Höygaards* Ostgrönländern betrug nicht 122, sondern 22 g im Tagesdurchschnitt, und die Kalorienmenge ist noch geringer, als ich wußte, nämlich nur 2800 beim

Mann und 2200 bei der Frau. Beides unterstreicht übrigens noch besser das, was gesagt werden sollte.

Die Besprechung der Eskimoernährung verlangt zunächst eine Klarstellung: es geht um die autark-ursprüngliche, vom Einfluß des Weltmarktes noch nicht veränderte Ernährungsform. Die andere – in Westgrönland bestand um 1936 die Eskimoernährung schon zu 65% aus Weißmehl und Fabrikzucker (Bertelsen)! – ist eine Frage für sich und gehört nicht in diesen Zusammenhang. Die autarke Form ist in Auflösung begriffen, und *Höygaard* hat 1936/37 eine der letzten Gelegenheiten genutzt, um sie in einer 1½jährigen Untersuchung in Ostgrönland mit Hilfe eines mit Labor ausgerüsteten Expeditionsschiffes zu untersuchen[11].

Wie weiträumig das Existenzgebiet ist, das ein Jägervolk mit extrem-einseitiger Fleischkost benötigt, um ein prekäres Leben zu fristen, stellen wir uns nur schwer vor. Die Eskimobevölkerung Kanadas zählte nach *Rasmussen* (1926) rund 5000 Köpfe und verteilte sich über Hunderttausende von Quadratkilometern. Ganz Grönland mit seinen fisch- und seegetierreichen Küsten ernährte auf der Höhe seiner Autarkiezeit weniger Menschen als die 25–30 km² große Gartenlandfläche der Buruscho von Hunsa um 1935 oder eine ähnliche Fläche im dichtbesiedelten China. Überdies wird diese ohnehin prekäre Existenzbasis der arktischen Jäger bei wachsender Menschenzahl durch periodische Überforderung der Jagdgründe immer wieder von Zusammenbrüchen heimgesucht. Damit hängt es zusammen, daß fast allen Polarreisenden die

unerhörte Elastizität der Verdauungsorgane

bei diesen Menschen auffiel: sie können tage- und wochenlang fasten und dann (bei guter Beute) «auf einen Sitz» unerhörte Nahrungsmengen vertilgen. Umgekehrt, so ist anzunehmen, würde einem dieser Eskimos bei uns eine für seine Begriffe erstaunlich geringe Elastizität der Verdauungsorgane auffallen.

Damit sind wir auf eine erste Fragestellung gestoßen, die sich hier aufdrängt, auf die man jedoch praktisch nicht kommt, solange man den Blick nicht über unsere eigene zivilisierte Umwelt hinausrichtet. Diese heute bei uns nicht mehr bekannte Elastizität war auch in Europa noch im 18. Jahrhundert zu beobachten und scheint in dem Maße zurückgegangen zu sein, als die Kombination von dauernd reichlicher Nahrungszufuhr mit der Denaturierung von Hauptnahrungsmitteln aufkam. Die Frage, worin diese Elastizität begründet ist und welche Bedeutung sie für die Gesundheit hat, ist, soweit ich sehe, noch nicht in Angriff genommen worden und erscheint doch als eine der fruchtbarsten im Hinblick auf Ernährungstherapie und Gesundheitsforschung.

Aus aller mengenmäßigen Schwankung ergibt sich doch ein Tagesdurchschnitt und er beträgt nach *Höygaard: Kalorien:* 2800 (Mann), 2200 (Frau), *Eiweiß:* 299 g, *Fett:* 169 g, *Kohlehydrate:* 22 g bei einer Körperlänge des Mannes von durchschnittlich 163 cm. Das heißt, daß ein erster und grundlegender Abnutzungs- oder Streßfaktor als Erkrankungsursache fehlt: die *Überernährung.* Die Kalorienmenge ist zweifellos *knapp;* denn diese Menschen leben ja nicht am Bürotisch oder Fließband, sondern gewinnen ihren Lebensunterhalt mit körperlicher Arbeit, und wenn die Jagd auch «im Tagesdurchschnitt nur rund 1½ Stunden dauert», so muß doch «in der Regel stundenlang am Robbenloch oder beim Fischfang gewartet werden» und ist die «Jagd im Kajak an sich eine ganz erhebliche körperliche und seelische Inanspruchnahme» wie *Abs* (etwas widersprechend) feststellt. Weiterhin hat sich dieses Leben in einem Klima zu behaupten, von dessen Zumutungen an den Menschen wir alle Unvergeßliches vernommen haben. Auch wenn der Organismus des Eskimos, wie jener der Lappen, wesentlich besser auf Kälte einreguliert ist, wenn Kleidung und Behausung bemerkenswert geschickt vor Kälte schützen, so bleibt zweifellos die Tatsache bestehen, daß das Klima eine größere minimale Kalorienzufuhr erfordert als das der Tropen. Jedenfalls ist an amerikanischen Grönland-Truppen ein Kalorienverbrauch von durchschnittlich 4300 Kal./70 kg bei bestem Kälteschutz und geringer Körperleistung festgestellt worden[12]. Die gerade genügende Knappheit der Gesamtnahrungsmenge bei diesen Eskimos bringt uns auf die zweite Hauptfrage, die der

Gesundheitsbedeutung der Ernährungsökonomie

oder, anders ausgedrückt: der Vermeidung gewohnheitsmäßiger Überernährung. Für die Bevölkerung der Schweiz um 1938 wurde eine solche durch die Eidg. Kriegsernährungskommission mit rund 50 % über dem physiologischen Bedarf ermittelt. Diese Frage stellt sich ebenfalls kaum, wenn man den Blick nicht über die bei uns herrschenden Verhältnisse hinausrichtet. Sie ist immer wieder von einzelnen Ernährungsphysiologen aufgeworfen, aber, soweit ich sehe, noch nicht durchgearbeitet und in die Lehre einbezogen worden.

Weiterhin ist, soweit die vorhandenen Untersuchungen das erkennen lassen, ein bemerkenswertes *Gleichgewicht* zwischen den *Nährstoffen* einerseits und den *Schutz- und Wirkstoffen* andererseits in der Ernährung dieser Eskimos festzustellen. Die Vitaminzufuhren sind gut bis reichlich, abgesehen vom Vitamin C (36 mg), woran zeitweise Mangel herrscht. Dasselbe gilt auch für die Mineralstoffe, abgesehen vom Kalzium (0,7 g bei einem eher ungünstigen Ca:P-Quotienten von 0,26). Dieses im ganzen sehr günstige

Gleichgewicht zwischen Kalorienträgern
und akalorischen Wirkstoffen (Vitalstoffen)

steht dem stark gestörten Gleichgewicht gegenüber, das für unsere landläufige Ernährung charakteristisch ist (Untersuchung der Eidg. Kriegsernährungskommission: rund 60% der Durchschnittsnahrung bestand aus «Industriekost», welche frei von oder sehr arm war an Wirkstoffen[13]). In dieser Hinsicht ist die Eskimoernährung der unseren also eindeutig überlegen, und da die Zwischenstoffwechselökonomie von diesem Verhältnis abhängt, fällt dort ein dritter Hauptfaktor dauernder Belastung und Abnutzung weg.

Die relative Armut an dem einen *Vitamin C* wirft im Zusammenhang mit den Untersuchungen der *Walker*-Gruppe an den *Bantu* eine weitere Frage auf: der menschliche Organismus kann, entgegen einer lange als selbstverständlich vertretenen Meinung, Vitamin C unter gewissen Umständen selber aufbauen. Bei den Bantu wurde ein hoher C-Spiegel im Serum trotz beinahe C-freier Nahrungszufuhr festgestellt. Besteht bei den Eskimo relativer C-Mangel oder findet da auch C-Synthese statt?

Desgleichen hinsichtlich der geringen *Kalzium*-Zufuhr: Hier wie bei den Bantu ein prächtiges Gebiß und ein wohlgebautes, widerstandsfähiges, hartes Stützgewebe bei einer Kalziumzufuhr, die wesentlich unter den Forderungen unserer Lehre bleibt. *Hegsted* hat gezeigt, daß das Niveau, auf welchem die Ca-Bilanz ausgeglichen wird, weitgehend von der Gesamtnahrung abhängt und unter Umständen bis auf 0,25 g Ca sinkt[14]. Wieso und dank welcher Faktoren ist dies bei den Eskimos offenbar bei 0,7 g statt erst bei 1,0 bis 1,5 g der Fall? Wiederum veranlaßt das Hinausführen des Blickes über unsere gewohnten Verhältnisse hinaus zu ganz anderen Kostformen, welche sich bewährt haben, Fragestellungen, deren Fruchtbarkeit auf der Hand liegt.

Die Eskimonahrung führt nur 22 g Kohlehydrate im Durchschnitt zu, das heißt

ein «Nichts» an Zucker und Stärke

Ist es nicht so, daß Zuckerzufuhr in irgendeiner Form, wenn nicht als Fabrikzucker dann in Früchten und Honig, und wenn nicht als Zucker, dann als Stärke, die vom Speichel in Zucker umgewandelt wird, bei uns allgemein als eine Notwendigkeit oder doch mindestens als außerordentlich wünschbar, eine wesentliche Erleichterung jedenfalls für den Lebensbetrieb des Organismus und eine Grundlage der Gesundheit angesehen wird, und legt dies nicht die Frage nahe, wie denn der Eskimoorganismus ohne das auskommt und ob es nicht schwere Nachteile mit sich bringt, wenn er seinen Glykogenbedarf praktisch ganz aus dem Eiweiß beziehen muß? Und liegt in der Tatsache, daß es offenbar auch so geht, nicht eine Aufforderung, diese Fragen zu stellen und zu untersuchen? Seit Jahrzehnten, in denen ich danach suche, bin ich noch nicht auf derartige Untersuchungen gestoßen.

Weiter stellte *Höygaard* fest, daß der *Kochsalz*gehalt in der Eskimonahrung durchschnittlich nur 2,77 g im Tag betrug und offenbar verborgenes Kochsalz war, denn das Salzen wurde bewußt gemieden. *Dahl*[15] stellte fest, daß der Kochsalzbedarf des Menschen nicht größer als 0,5 g ist und daß eine Zufuhr von mehr als 5 g als exzessiv anzusehen ist. *Ball und Meneely*[16] haben klargestellt, daß Kochsalzüberschüsse in der Entstehung des Blutüberdrukkes eine zentrale Stellung einnehmen. *Selyes* Streß-Versuche gelangen nur, wenn die Tiere mit Kochsalzüberschüssen (und Eiweißüberschüssen) ernährt wurden (NaCl = *stress conditioning factor*)[17]. Bei uns wird der Kochsalzbedarf in Lehrbüchern (irrtümlich) noch mit 10 g angegeben. Der tatsächliche Verbrauch beträgt 10–15 g und steigt oft noch viel höher. Der Kochsalzüberschuß als stress conditioning factor fällt also bei der Eskimoernährung ebenfalls weg, während er bei uns zum Kräfteparallelogramm in der Entstehung der Abnutzungskrankheiten gehört. Damit sind wir auf Grund der Eskimoernährung schon wieder auf eine Fragestellung gestoßen, deren Fruchtbarkeit auf der Hand liegt.

In unserer Ernährung spielen eine größere Zahl von *Genußmitteln* (Alkohol, Tabak u. a.) und *Medikamenten* (Aspirin u. a.) eine große Rolle als tägliche Gewohnheiten, welche jeweils eine Adrenalin- und Noradrenalin-Ausschüttung hervorrufen. Sie bewirken jedesmal eine *Ankurbelung des ergotropen* (auf Anstrengung ausgerichteten) *Nervensystems* und legen zugleich die Erholungsfunktionen im Organismus still[18]. Auch darin kann ein ins Gewicht fallender Faktor der Entstehung von Abnutzungskrankheiten gesehen werden. *Dock*[19] hat z. B. zeigen können, daß Alkohol- und Tabakgewohnheiten bei Teenagern die Bildung von «blood sludge» und die Entstehung von Hyperkoagibilität des Blutes «ebensosehr beschleunigte», wie das die Zufuhr von viel polysäurearmem, trägem Fett in der Nahrung vermag. Es ist wohl unnötig zu sagen, daß hier wiederum eine ganze Reihe von Fragen aufgeworfen ist, sobald der Blick sich über unsere gewohnten Verhältnisse auf andere menschliche Wirklichkeiten verschiebt. Fragen, die man aber wohl nur unter der Bedingung nutzbringend aufgreift, daß man sich zuvor von den herrschenden Auffassungen losgelöst hat.

131

Auf den Umstand, daß Fremdstoffe, Insektizide, Bodenverarmung an Spurenstoffen, Enzymen usw. in unserer Ernährung eine wohlbekannte, aber in der Ernährung der Eskimos praktisch keine Rolle spielen, daß es da auch keine Frage der Gewässerverschmutzung und der Luftverpestung gibt, sei nur kurz hingewiesen.

II

Gesundheit ist nicht nur eine Frage der Ernährung. Darum dürfte es in dem Augenblick, da die Wirkungen der Ernährung auf die Gesundheit ins Auge gefaßt werden, angebracht sein, kurz auch auf die

Möglichkeiten psychischen Stresses bei den Eskimos

einzugehen. Wir vernahmen, daß die Jagd im Kajak für den Eskimo «eine erhebliche seelische Inanspruchnahme» bedeutet, und es ist nicht schwer, sich vorzustellen, daß z. B. das monatelange Eingesperrtsein einer ganzen Menschengruppe im engen Raum des Iglus während der Polarnacht oder des Ausgesetztseins in den furchtbaren «blizzards» oder das wochenlange Hungern, nicht unter freundlicher Kurleitung mit der Aussicht auf ein sicheres Fastenende, sondern mit der bangen Frage, ob man dieses Mal davonkommen werde oder nicht, daß diese und manche andere Umstände zu schweren Streßsituationen führen können. Müssen diese nun das Leben der Eskimos nicht unfehlbar frühzeitig untergraben? Hier findet sich die Antwort in einer neueren Arbeit, die *Abs* noch nicht bekannt war. *Schaefer*[20] ist in seinen Untersuchungen an beinahe autarken kanadischen Eskimos dieser Frage nachgegangen. Er hat festgestellt, daß sie (wie andere «Primitive») ihre Erregungen stets «austoben», die Not im Schaffen, die Angst im Laufen, die Wut im Kampf usw. und daß diese so niemals zum abnutzenden Streß werden, weil die Adrenalin- und Noradrenalin-Ausschüttung einem voll ausschwingenden Ablaufe dienen kann. Wenn dies auch für die Eskimos von Ostgrönland mit ihrem als harmonisch beschriebenen Familienleben gilt, was man annehmen darf, dann haben wir einen weiteren sehr wesentlichen Unterschied zu unserem heutigen Leben, wo die Durchkreuzung oder Abwürgung des Erregungsablaufs, das gestörte Liebes- und Familienleben und das mehr oder weniger erschöpfte, durch ständige Stimulationen notvoll gestützte unwillkürliche Nervensystem beinahe zur Norm gehören.

Wenn wir nun die bisher (unvollständig) aufgeführten Einflüsse auf die Gesundheit überblicken, so

132

müßten die Eskimos trotz ihrer bedrängenden Lebensumstände weit gesun-
der und sehr viel weniger als wir von Abnutzungskrankheiten heimgesucht sein,
selbst wenn bedacht wird, daß ihre Gesundheit zweifellos öfters durch Hun-
gerfolgen, Verletzungen, Infektionen u. a. beeinträchtigt wird. Auf dem Hintergrund dieser Erwartung ist nun das Gewicht unphysiologischer Ernäh-
rungseinflüsse abzuwägen. Das ist gewiß kein leichtes Vorhaben, aber es ist
die eigentliche Aufgabe, um die eine Untersuchung wie die vorliegende nicht
herumkommt, wenn sie ihren Sinn erfüllen soll. *Abs* betont mit Recht, daß die
oberflächliche Ähnlichkeit der Eskimoernährung mit unserer modernen
Wohlstandskost – beidemal viel tierisches Eiweiß und Fett – noch lange nicht
zu Schlußfolgerungen von der Eskimogesundheit auf unsere eigene berech-
tigt, da die beiden Kostformen grundlegend verschieden sind. Das ist nicht
unnötig zu sagen, denn es ist gerade die Eskimoernährung in ihrer Unabge-
klärtheit, welche im Rahmen jenes Halbbewußtseins, worin die Ernährungsfrage häufig getaucht ist, als Rechtfertigung unbeschränkten Fleischkonsums
empfunden wird. Es ist deshalb angebracht, die Unterschiede genau heraus-
zuarbeiten. Dies darf anderseits auch nicht durch Rücksichten auf vegetarische Anliegen getrübt werden. Dort, wo es nicht gut anders geht, wie zum
Beispiel in Tibet (und noch viel mehr wäre dies in Grönland der Fall!), er-
laubt z. B. der Buddhismus selbst seinen Mönchen die Fleischkost.

Der *Fett-Eiweiß*-Anteil der Eskimonahrung ist zunächst sehr viel größer als
jener unserer Nahrung: *die Fettmenge liegt mit durchschnittlich 169 g rund*
200 % über unseren begründbaren Empfehlungen, rund 75 % über der schweize-
rischen und 45 % über der amerikanischen Durchschnittsmenge, die Eiweiß-
menge mit durchschnittlich 299 g 380–400 % über der physiologischen Empfeh-
lung und 270–300 % über der tatsächlichen Zufuhrmenge in den wohlhabenden
westlichen Ländern. Diese Unterschiede werden noch durch den Umstand
betont, daß es sich bei den Eskimos um beinahe hundertprozentiges Fleischeiweiß, bei uns aber nur zu einem Viertel um Fleisch- und zur Hälfte um anderes tierisches Eiweiß (Eier und Molkereiprodukte) handelt.

Daß der Mensch eine karnivore (auf Fleischkost ausgerichtete), also der
Eskimoernährung entsprechende Anlage habe, wird von niemandem im
Ernst vertreten. Manche halten die menschliche Anlage für omnivor (Alles-
esseranlage), wofür mir jedoch, trotz jahrzehntelangen Suchens noch keine
stichhaltige Begründung vorgekommen ist. Die Indizien scheinen vielmehr
alle für eine

frugivore (Fruchtesser-)Anlage

zu sprechen. Das stimmt auch gut mit der Urgeschichte überein, nach welcher der Mensch durch Vorstöße der Eiszeit in Landfallen abgesprengt zum Eisrand-Jägermensch unter Selektion der Überlebensfähigen wurde[21]. Nicht eine hypothetische omnivore Anlage, sondern eine außerordentliche Anpassungsfähigkeit ermöglichte diese Spezialisierung. Es gibt auch heute einzelne Menschen, welche als Extremvarianten unerhörte Fettmengen dauernd vertragen wie jener Diabetiker von *Johnson* und *Rinearson,* welcher 29 Jahre lang täglich durchschnittlich 254 g Fett gut vertrug, so daß *Pavel* und *Bolea-Feldmann* den Verzicht auf die starre Regel «ja keine fettreiche Diabetikerdiät» und statt dessen individuelle Exploration der enzymatischen Anpassungsfähigkeit und Berücksichtigung der Fettqualitäten verlangen[22]. *Vilhjalmur Stefansson* stellt offenbar auch eine solche Extremvariante dar, doch dürfte es verfehlt sein, daraus eine allgemeine Ernährungs- und Entwicklungslehre ableiten zu wollen, wie er es neuerdings getan hat[23]. Im Rahmen der menschlichen Entwicklung bedeutet eine Spezialisierung wie die des Neandertalers und des Eskimos eine Regression in eine Sackgasse, von welcher aus kein Weg mehr zur Kulturentwicklung führte, so wenig wie «ein Bunker zur Bauhütte der Zukunft werden kann» (Regau). Spezifisch menschlich ist *maximale Freiheit trotz vitaler Bindungen (A. Portmann).* Zu diesen vitalen Bindungen gehört die menschliche Anlage in bezug auf die ihr zugeordnete Ernährung, und ob sie nun frugivor oder omnivor sei, so entspricht ihr die karnivore Eskimonahrung sicher nicht und bedeutet somit eine unphysiologische Belastung, die auf ihr Gewicht zu untersuchen ist.

Der zweite zu prüfende Gesichtspunkt ist der

Unterschied der Qualitäten der Eiweiße

und Fette zwischen der Eskimo- und unserer Nahrung. Die Tierwelt Grönlands lebt in Freiheit, von Frischfutter aus einem Boden und Gewässer ohne Monokultur, einseitige Düngung, Insektizidwolken, Abwässerverseuchung usw. Die Tiere, welche dort das Fleisch liefern, sind nicht auf einseitige Fleischlieferung hin hochgezüchtet worden. Sie werden nicht in engen Pferchen gehalten und mit Koch-, «Kraft»- und Kunstfutter oder gar mit Hilfe von Thiouracil, Östrogenen und Antibiotika gemästet wie bei uns. Daß das alles ohne Einfluß auf die Qualität der Eiweiße sei, wie *Abs* meint, indem er mangels Untersuchungen annimmt, daß die Eiweißqualitäten «im großen und ganzen denen unserer Schlachttiere entsprechen», erscheint als eine willkürliche Annahme. Es ist vernünftigerweise mit sehr wesentlichen Qualitätsunterschieden zu rechnen, ohne deren Berücksichtigung eine Behandlung des Themas als ungenügend erscheint. Dies geht schon aus der einzigartigen Komplexität und Wandelbarkeit der Eiweißmoleküle, aus ihrer überaus leichten Beeinflußbarkeit durch Toxine und physikalische Faktoren, aus ihrer Abhängigkeit von der Qualität der Matrizen und dem Vorhandensein von spezifischen Enzymen hervor[24]. Es ist nicht so, daß die Natur Eiweißmoleküle jedesmal nur aus Aminosäuren aufbauen würde, sondern sie formt wahrscheinlich auch ein Protein in ein anderes um (Roka), und von der Art und Menge der Coenzym-Systeme, welche mit der Nahrung zugeführt werden, hängt die Art und Menge der mit arteigenem Eiweiß innerhalb des Organismus wieder aufgebauten Enzyme ab[25]. Insbesondere ist auch der Einfluß der Hitze zu berücksichtigen. Die Eskimos *Höygaards* unterwarfen ihre Nahrung nur mäßigen Hitzegraden und genossen einen beträchtlichen Teil davon gänzlich unerhitzt. Ein Übersichtsreferat der «*Nutrition Reviews*» ergibt, daß die Verwertung von erhitztem Fleischeiweiß wesentlich schlechter als jene von unerhitztem ist[26]. Die bei den Eskimos festgestellte Grundumsatz-Erhöhung durch die spezifisch-dynamische Eiweißwirkung ist in Anbetracht der exzessiven Zufuhr mit 13–15% wohl als mäßig zu bezeichnen[27]. Inwiefern sie von den Qualitäten der zugeführten Eiweißarten als «stress conditioning factor» verstärkt oder gemildert wird, ist eine Frage, die zwar sicher schwierig zu beantworten sein wird, die aber gerade für die Bewertung der Eskimoernährung und für den Einfluß fleischreicher Kost als Gesundheitsfaktor bei uns wichtige Aufschlüsse erbringen kann. Etwas besser ist die

Qualitätsfrage bei der Fettzufuhr

berücksichtigt. Hier ist bekannt, daß sie bei den Eskimos relativ reich an Polyenfettsäuren und arm an trägen Fettsäuren ist, im Gegensatz zu den tierischen Fetten unserer Nahrung, wo das Verhältnis gerade umgekehrt ist: meist große Armut an hochungesättigten, aber Reichtum an gesättigten Fettsäuren. Bei fettarm-vegetabil ernährten Bevölkerungen scheinen die Polyenfettsäuren entbehrlich zu sein. Es genügen einfach ungesättigte. Wo aber viele gesättigte zugeführt werden, kann selbst bei unverändert fettreicher Ernährung der Cholesterinspiegel wesentlich gesenkt werden durch Anreicherung der Fette mit Polyensäuren, wie der Versuch im *State Hospital* von *Indiana* gezeigt hat[28]. Bei physiologischer Fettspeicherung, wie sie z. B. im Murmeltier für den Winterschlaf geschieht, entsteht ein polyensäurereiches Körperfett. Über die Fettsäuren hinaus müßte beim Fett der Eskimonahrung noch weiteres geprüft werden: der Vitamingehalt, der Enzymgehalt, die Lipoidqualität, die Freiheit oder Überlastung der Depotfettzellen an Fremd- und Eigentoxinen, der Einfluß der Erhitzung …

Wenn man alle diese Faktoren bedenkt, die keinen Anspruch auf Vollständigkeit erheben können, so wird man von der Behandlung der Grundfragen, die durch die Eskimoernährung aufgeworfen werden, durch Abs leider enttäuscht. Die Frage der Blutadernverfettung z. B. wird zu beantworten gesucht durch die Bemerkung, es habe *Höygaard* offenbar das diagnostische Rüstzeug gefehlt für seine Angabe über das

frühzeitige und häufige Auftreten der Arteriosklerose,

und durch Hervorhebung der Bemerkung *Ehrströms* und *Rodahls,* daß die «Arteriosklerose unter modernen Eskimos scheinbar nicht häufiger auftritt als bei Kulturvölkern». Damit wird die Frage nicht verneint, wie Abs zu glauben scheint, sondern in Wirklichkeit besteht eine hochgradige atheromatöse Entartung, die trotz aller mildernden Faktoren festgestellt wird; denn für den USA-Durchschnittserwachsenen (Mann) haben *P. H. Lober* und *W. Dock* festgestellt, «daß er mit 30 Jahren im Durchschnitt eine Koronarsklerose hat, die 65 % jenes Schweregrades hat, an dem mit 50 Jahren der Tod daran eintritt». Beim Eskimomann ist die klinische Arteriosklerose schwer festzustellen, da er «in der Regel bereits vor Eintritt ins 35. Lebensjahr einen großen Teil der Jagdtüchtigkeit und Energie verloren hat» (Höygaard) und die mittlere Lebensdauer, hauptsächlich infolge tödlicher Unfälle, nur 27 Jahre beträgt. *Stransky* hat gezeigt, daß schon bei leichteren arteriosklerotischen Entartungen, die noch keineswegs als klinische Erkrankung imponieren, ein Krankheitsbild als Kernsyndrom auftritt, das mit gelinden Merk- und Gedächtnisstörungen, zunehmender Schwerfälligkeit der Denkprozesse, Erschwerung der Auffassung, Reizbarkeit usw. einhergeht[29]. Diese Alterationen aber machen den Jägereskimo für seine sehr anspruchsvolle und lebenswichtige Aufgabe so gut wie untauglich, ganz abgesehen von der Verminderung seiner körperlichen Geschmeidigkeit. Es wird dadurch illustriert, daß jede spezialisierende Anpassung an eine stark anlagewidrige Umwelt mit Verlust an Gesamtanpassungsfähigkeit bezahlt wird.

Das Studium der Eskimoernährung enthüllt eine der größten Anpassungsleistungen der menschlichen Natur. Es zeigt, daß *eine einseitige Fleisch-Fett-Kost, welche der Grundanlage nicht entspricht, bei bester Qualität dieser Nahrung und bei Wegfall aller anderen größeren Streßfaktoren, wahrscheinlich auf Grund einer Auslese von Extremvarianten ertragen wird, ohne größere Entartungen des Kreislaufsystems zu erzeugen als bei uns.* Eine Reihe noch kaum bearbeiteter Fragen, die für die Ernährungsphysiologie von Interesse sind, werden durch die Eskimoernährung gestellt und harren der Bearbeitung.

[1] Das Folgende ist zuerst im «Hippokrates» 1961/1 erschienen.

[2] Nutritio et Dieta I, 1, 1/1959.

[3] *Keys, A.* et al.: Ann. Int. Med. 48 (1958), 83, Ann. Int. Med. 48, 83 (1958). – *Langen, C. D. de:* Geneeskund. Bl. 48/III (1957). – *Walker, F.* et al.: Nutrition Reviews 14, 321 (1956) u. 16, 267 (1958), Ann. N. Y. Accad. Sci. 69, 959 (1958), Voeding 20/4, 175 (1959). – *Casley-Smith, J. R.:* Austr. J. Exp. Biol. 36, 117 (1958). – *Toor, M.* et al.: Lancet 272/6982 (1957). – *Adolph W. H.:* JADA, Nov. 1946. – *Veen, Ag. G. van* und *Postmus S.:* JADA, Aug. 1947. – *Harris, Rob. S.:* JADA, Nov. 1946.

[4] *Hegsted, D. M.:* JADA, March 1957, 225. – Nutr. Rev. Nov. 1957, 323.

[5] 108 Seiten, 7 Abb. VEB Georg Thieme Verlag Leipzig 1959.

[6] *Maurizio, A.:* Die Geschichte unserer Pflanzennahrung von den Urzeiten bis zur Gegenwart, Berlin 1927.

[7] *Hintze, K.:* Geographie und Geschichte der Ernährung, Leipzig 1937 (Neuausgabe s. S. 23).

[8] Siehe unter [3].

[9] *Stevens, H. B.:* The Recovery of Culture, New York 1949.

[10] *Bircher, R.:* Geographie und Geschichte der Ernährung im Dienste der Physiologie. Hippokrates 1957, Nrn. 9, 14 und 16.

[11] *Höygaard, A.* et al.: Studies on the nutrition and physio-pathology of Eskimo, Oslo 1941.

[12] *Welch, B. E., Buskirk, E. R.* und *Lampietro, P. F.:* Nutr. Rev. 16, 8, 237 (1958).

[13] *Fleisch, A.:* Ernährungsprobleme in Mangelzeiten. Die schweizerische Kriegsernährung 1939–1946. Basel 1947.

[14] *Hegsted, D. M.:* JADA, March 1957, 225.

[15] *Dahl, L. K.:* JADA 34/6, 585 (1958).

[16] *Meneely, G. R., Ball, C. O. T.* und *Yomans, J. B.:* JAMA 36 (1957).

[17] *Langen, C. D. de:* Geneeskund. Bl. 48/III (1957).

[18] *Abelin, Herren* und *Beerli:* Helv. med. Acta 25/591 (1958).

[19] *Dock, W.:* JAMA 170/2, 1952 (1959).

[20] *Schaefer, O.:* The Canadian Medical Ass. J. Aug. u. Sept. 1959.

[21] Siehe unter [19].

[22] *Pavel, I* und *Bolea-Feldmann, M.:* La Presse Médicale 48/7, 211 (1960).

[23] Nach Pressemeldungen.

[24] *Dynamik des Eiweißes.* 10. Coll. d. Ges. f. Physiolog. Chemie, Berlin 1960.

[25] *F. Grandel:* Zündstoffe für den Organismus. München 1959.

[26] Nutrition Reviews, März 1959, S. 92; J. Nutr. 64, 137.

[27] Siehe Abs. und unter [19].

[28] *Beyer, P. A., Lowe, J. T., Gardier, R. W.* und *Ralston, J. D.:* JAMA 170/3, 257 (1959).

[29] *E. Stranski:* Psychische Veränderungen bei zerebralen Durchblutungsstörungen. Wien. Klin. Wschr. 71, 1959, 905.

Jersey

Das unfreiwillige Ernährungsexperiment auf den normannischen Kanal-Inseln

«The Effects of Ennemy Occupation on the Dental Condition of Children in the Channel Islands» by E. M. Knowles, im Monthly Bulletin des Britischen Gesundheitsministeriums, August 1946.

Diese Inseln mit ihren keltischen Heiligtümern, normannischen Burgen, putzigen Landhäusern, Fischerhäfen, herrlichen Strandbädern unter mildem Himmel sind zwar ein traumhaftes Feriengebiet, aber die Inselbewohner haben im letzten Weltkrieg eine besonders schwere Hungerszeit durchgemacht, die sich auch dann, als Frankreich längst geräumt war und Nahrungszufuhren erhielt, bis zum Mai 1945 zuspitzte, da die Inseln bis zum Waffenstillstand isoliert unter deutscher Besatzung bleibend auf Selbstversorgung angewiesen waren. Bald nach dem Waffenstillstand untersuchten die Ärzte Bank und Magee die Bevölkerung auf ihren Ernährungs- und Gesundheitszustand und waren überrascht, wie gut dieser war, überrascht vor allem auch vom ausgezeichneten Gebißzustand der Schulkinder.

Der Umstand, daß ein Teil der Jersey-Kinder während der Besetzungszeit als Evakuierte in England gelebt hatte, ermöglichte eine aufschlußreiche Vergleichsuntersuchung: Bei den Altersstufen von 3 bis 7 Jahren hatten 51% der zuhause verbliebenen Kinder ein vollkommenes, kariesfreies Gebiß, bei den anderen nur 11%. Bei den 6 bis 7 Jahre alten Kindern hatten von den zuhause gebliebenen nur 19%, von den evakuierten aber 90% mehr als fünf kariöse Zähne.

Dabei waren auch die evakuierten Kinder von der Rationierung betroffen gewesen und hatten dunkleres Brot und weniger Zucker als in Friedenszeiten erhalten; aber die Rationierung war milder als in der Schweiz und viel milder als auf den Kanalinseln während der letzten Jahre: auf Jersey sehr wenig Brot, nur aus selbst gepflanztem Korn, in 100%iger Ausmahlung (natürlich auch ohne Kunstdünger.) Sehr reichlich hingegen waren Gemüse und Kartoffeln erhältlich gewesen – die einzige reichlich vorhandene Kost. Sie machte rund ein Viertel, in England weniger als ein Zehntel der Kalorien aus. Zucker auf Jersey ca. 26 g/Tg, also an der Schwelle jener Menge, wo die Schädlichkeit beginnt (nach Prof. Katase bei 20 g). In der letzten Zeit gar kein Zucker mehr. Knapp genügend war die Zuteilung von Vollmilch. (Wer die herrlich schmeckende, meistens ohne Bedenken roh trinkbare, gehaltreiche Milch der kleinen, kräftigen, frei weidenden Jersey-Kühe kennengelernt hat, der weiß, was das für die Gesundheit bedeutet.) Nebenbei bemerkt: Die Felder von Jersey wurden, wie ich mich überzeugen konnte, auch 1952 noch im wesentlichen nur mit verrottetem Seetang gedüngt.

Unsere gesamte Einstellung zu den Fragen der Reizmittel, Beruhigungsmittel und Rauschmittel ist ein Sumpf von Unvernunft, Voreingenommenheit und Inkonsequenz … Eine vernünftige Behandlung dieser Fragen erscheint derzeit als unmöglich … Dieses Gebiet muß dringend demythologisiert werden. Die Zeit dürfte kommen, da wir erkennen werden, daß die verschiedenen Substanzen, die wir rauchen, schlucken oder herunterspülen, um die Bewußtheit zu verändern, alles Kniffe sind, deren erfüllte Menschen in vollkommenerer Welt nicht bedürfen … Vor allem müssen wir lernen, auf keinen Fall wahre Festlichkeit mit bloßer Intoxikation zu verwechseln. Echte Festlichkeit kann nie mit pharmakologischen Hilfsmitteln zusammengebraut werden.   *Harvey Cox: The Feat of Fools, Cambridge 1970*

«Wer sprachlich verkommt, verkommt auch geistig. Eine hochstehende Sprache rudimentär zu sprechen, eine reiche Sprache dürftig zu sprechen, eine scharfe Sprache verwischt zu sprechen, eine kluge Sprache dumm zu sprechen – das alles schlägt auf das Gesprochene und auf den Sprechenden zurück. Es trübt die Quelle auch der schlichtesten geistigen Erzeugung und selbst des Denkens.»   *Erich Brock*

Gänzlich unvorbereitet treten die Menschen die zweite Lebenshälfte an. Oder gibt es irgendwo Schulen für Vierzigjährige, die sie ebenso auf ihr kommendes Leben und seine Anforderungen vorbereiten wie die gewöhnlichen Hoch-Schulen unsere jungen Leute in die Kenntnis von Welt und Leben einführen? Nein, aufs tiefste unvorbereitet treten wir in den Lebensnachmittag, schlimmer noch, wir tun es unter der falschen Voraussetzung unserer bisherigen Wahrheiten und Ideale. Wir können den Nachmittag des Lebens nicht nach demselben Programm leben wie den Morgen, denn was am Morgen viel ist, wird am Abend wenig sein, und was am Morgen wahr ist, wird am Abend unwahr sein.   *C. G. Jung*

Portonico

Dr. med. Parodi: «Robustesse et Alimentation, I – Chez le Paysan Sicilien». L'Alimentation Normale. 6e année, No 21–22 «Sous-Nutrition – Mal-Nutrition», édité par l'*AFRAN*, Association Française pour la Recherche de l'Alimentation Normale (Paris XVe, 20, rue de Veaugirard).

Im Winter 1956/57 blieb der Arzt Dr. P. Parodi anderthalb Monate lang im sizilianischen Landstädtchen Portonico (25 000 Einwohner), welches 30 km von Palermo entfernt im Landesinnern liegt, und studierte die Ernährungsgewohnheiten der Einwohner sowie der Bauern der Umgebung. Fast drei Viertel der Bevölkerung von Portonico waren zur Zeit der Untersuchung arbeits- und verdienstlos: Bauern ohne Land und Handwerker ohne Arbeit, die sich durchhielten, so gut und schlecht sie konnten.

Der Speisezettel dieser Menschen sah etwa so aus: morgens meist gar nichts, und wenn etwas, dann ein Stückchen Brot und ein paar Oliven oder 1–2 Klößchen aus Kichererbsenmehl. Milch hatten nur zwei bis drei von den 30 Familien einer Straße. Sie bezogen sie von einer Kuh, die am Morgen durch die Straße geführt und auf Verlangen gemolken wurde. Mittags: Brot, Oliven, einige Kichererbsenklößchen, oder, wenn das Geld reichte, (zwei bis dreimal pro Woche) Teigwaren mit etwas Reibkäse. Abends: Brot und dazu meistens eine Suppe mit wilden Wegwartenwurzeln, anderem Wildgemüse und etwas Nudeln.

Brot macht also den Hauptteil dieser eintönigen, frugalen Kost aus. Bis vor kurzem mußte es noch meistenorts und seit Generationen Vollkornbrot gewesen sein oder doch ein Brot aus 85 % ausgemahlenem Weizenmehl. In den Bergdörfern war das jetzt noch so. Überall sind noch Hausbacköfen zu sehen sowie alte Steinmühlen; aber in Portonico hatte sich weißes Bäckerbrot aus Walzmühlenmehl durchgesetzt.

Bei einer derart einfach-gleichförmigen Nahrung ist ein Qualitätswandel eines Grundnahrungsmittels, wie der Übergang vom Ruch- zum Weißbrot von erheblicher Tragweite und kann unter Umständen das vorher bestehende Gesundheitsgleichgewicht umwerfen. Es ist dies ein Vorgang, wie wir ihn in letzter Zeit beim größten Teil der Bevölkerungen Asiens, Afrikas und Lateinamerikas in vielen Varianten studieren können. Die weltweite Kwashiorkor-Diskussion ist davon nur ein Ausschnitt und wäre ganz anders ausgefallen, wenn die Kenntnis vieler Untersuchungsergebnisse wie die von McCay und Parodi nicht ebenso prompt im «Geheimarchiv» verschwunden wären, wie sie erschienen. Hier, bei der sizilianischen, halbländlichen Bevölkerung von Portonico scheint die Auswirkung der an sich gefährlichen Umstellung dadurch gemildert worden zu sein, daß es sich um einen ganz vorzüglichen Hartweizen handelte und daß das Brot mit Sauerteig zubereitet wurde. Der Einfluß des Sauerteigs auf die Brotqualität ist nach Parodi von der Ernährungsforschung allerdings noch zu wenig ins Auge gefaßt worden. Es entsteht durch ihn zweifellos eine gewisse Anreicherung, die einer genaueren Prüfung wert sein dürfte. Jedenfalls schmeckt das Brot trotz der Ausmahlung, wie Parodi fand, erstaunlich reich. Es war wesentlich geschmackreicher als französisches oder italienisches Weißbrot.

Zweite Hauptnahrung dieser Leute waren Kichererbsen. Auch diese scheinen in der Ernährungsforschung vernachlässigt zu sein, obwohl sie seit antiker Zeit zur Grundnahrung der Mittelmeer-Bevölkerungen gehörten. Diese mehlige, nahrhafte Trockenerbse wird leicht angeröstet gemahlen und dann mit Olivenöl zu Backküchlein oder «Kuchen» bereitet. Als Grundnahrung bedeuten Kichererbsen (chicheri) zweifellos eine Anreicherung auch mit (pflanzlichem) Eiweiß.

Tierisches Eiweiß ist in dieser Volksnahrung äußerst selten. Von der Milch war schon die Rede. Fleisch gibt es 3–4mal im Jahr. Eier sind fast ebenso selten, auch bei den Bauern. Beides gilt als Luxus. Käse und Milch sind zu teuer. Fisch gibt es nur bei den Fischerfamilien in den Küstendörfchen. Auch Obstfrüchte sind Luxus. Hingegen wird fleißig zusammengesucht, was man draußen an wilden Kräutern, Wurzeln und Beeren in Feld, Wald und am Berg finden kann. Am ausgiebigsten finden sich Zichorienwurzeln. Bei den Ärmsten, die sich auch Teigwaren kaum je leisten, beschränkt sich die Nahrung auf Brot, Kichererbsen und Zichorienwurzeln plus allerhand Sammelkost.

Diese Armut ist jahrhundertealt und die Bevölkerung lebt seit vielen Generationen so. Das müßte ein Bild jämmerlich-verkümmerter, sehr wenig leistungsfähiger und von Krankheiten heimgesuchter Menschen ergeben, wenn man von den Begriffen der Lehrbuch-Ernährungsauffassungen ausgeht. Die Wirklichkeit war anders. Diese Menschen machten keinen unterernährten Eindruck. Das bemerkt Parodi mit Nachdruck. Man war vielmehr verblüfft, wieviel Schwungkraft («dynamisme») und Lebendigkeit («tonus») bei ihnen zum Ausdruck kam, ob man sie nun auf der Straße, in Haus und Feld antraf, oder sich mit ihnen in eine Unterhaltung einließ. «Die Kinder sind sehr aufgeweckt und in offensichtlich gutem Ernährungszustand.» Rachitiszeichen fand Parodi nur in wenigen Familien, die so arm waren, daß sie wirklich elend unterernährt waren. Bei den Erwachsenen fand Parodi einige Fälle von Rheuma und Tuberkulose, aber von einer stärkeren Verbreitung dieser Krankheiten konnte keine Rede sein. Zwar konnte Parodi nicht die ganze Bevölkerung untersuchen, aber doch eine repräsentative Auswahl von Menschen, auch in den Bergdörfchen, und er widmete ihnen jeweils eine genaue ärztliche Prüfung. Durchschnittlich fand er sie in «körperlich und seelisch bemerkenswert gutem Gleichgewicht».

Sizilianische Soldatenregimenter, die hauptsächlich aus Söhnen solcher Familien zusammengesetzt waren, so hörte er andernorts, sollen für ihre Leistungsfähigkeit und Widerstandskraft berühmt sein. In Portonico gab es nur 2–3 Alkoholiker unter 25 000 Einwohnern.

Zur Eiweißfrage bemerkte Parodi, daß das Protein des (Hart-)Weizens und das der Kichererbsen sich allem Anschein nach besonders gut ergänzen und in Kombination eine vorzügliche biologische Qualität ergeben.

«Die Tatsache steht jedenfalls fest, daß seit vielen Generationen breite Bevölkerungsschichten Siziliens sich bei nichts als Brot, Oliven, Kichererbsen und Wildgemüse als Alltagskost in ausgezeichnetem Gesundheitszustand erhalten.»

Worte von Prof. Dr. med. Werner Kollath

Die natürliche Entstehung der Nahrung und die Erhaltung ihrer natürlichen Werte gewährleistet mit an Gewißheit grenzender Wahrscheinlichkeit das Erreichen vollwertiger, gesunder Lebensbedingungen.

Da wir durch die Ernährung mit allem Leben zusammenhängen, müssen wir die Nahrungsmittel wieder in ihrer ursprünglichen Form gewinnen lernen, ihre Zubereitung ohne Kochen fördern, wo es möglich ist, und überall das Natürliche so natürlich wie möglich erhalten. Viele wirtschaftliche Faktoren hemmen die ideale Durchführung; gerade deshalb muß die Verbreitung dieses Gedankens verstärkt erfolgen. Hingegen werden wir uns niemals der Propagierung von Alkohol, Nikotin und anderen Genußmitteln widmen dürfen. Ein empfehlendes Wort wird überbewertet. Möge die jeweilige wirtschaftliche Fachgruppe selbst die Reklame betreiben. Der Hygieniker und Arzt darf das nicht unterstützen.

Der Eiweißminimum-Versuch Rhyn-Abelin

In den «Verhandlungen des Vereins Schweizerischer Physiologen» (1941, S. 45 ff.) erschien unter dem Titel «Zur Frage des Eiweißminimums folgender Bericht über Forschungsergebnisse am Physiolog. Inst. der Universität Bern von Dr. med. E. Rhyn und Prof. Dr. phil. et med. I. Abelin, des bekannten Berner Ordinarius:

«Die älteren Lehren, die sich vorwiegend auf die Anschauungen von Liebig, Pettenkofer, Voit, Rubner u. a. stützten, traten für eine durchschnittliche tägliche Eiweißaufnahme von 100–130 g ein. Mehrere Autoren (Sivén, Chittenden, Hindhede, Schmid u. a.) gewannen experimentelle Anhaltspunkte dafür, daß auch bedeutend geringere Eiweißmengen (etwa 30–50 g pro Tag und 70 kg Körpergewicht) wenigstens für bestimmte Zeitperioden vollkommen ausreichend sein können». So führen die Autoren aus. Zur Überbrückung dieser entgegengesetzten Anschauungen habe man dann den Begriff des «hygienischen Eiweißminimums» eingeführt: eine Eiweißzufuhr von mindestens etwa 60–80 g im Tag sollte, unter Berücksichtigung des Sicherheitsfaktors in der Ernährung, dieses hygienische Eiweißminimum befriedigen. Die so extrem auseinanderklaffenden Auffassungen über den Eiweißbedarf veranlaßten nun die Autoren, einen Selbstversuch E. Rhyns unter Kontrolle von Prof. I. Abelin durchzuführen. Bemerkenswert daran ist, daß er zu Beginn 1941 *ununterbrochen seit 6½ Jahren andauerte*, ein Versuch darüber, *mit wie wenig Eiweiß der Mensch gesund und leistungsfähig bleiben kann. Verzichtet wurde auf Fleisch und Fisch und weitgehend auch auf Milch (ca. ½ l pro Woche!) und Eier. Bevorzugt wurden: Kartoffeln, Gemüse roh und gekocht, Frischobst, Salate, wenig Brot.* Alles abwechselnd und schmackhaft zubereitet. In den Jahren 1937 und 1938 führte diese Versuchskost ca. 25 g Eiweiß, 85 g Fett, 150–200 g Kohlehydrate und ca. 1600 Kalorien zu. Nach Kriegsausbruch mußten die Fette teilweise durch Kohlehydrate ersetzt, die Eiweißzufuhr leicht erhöht werden: fortan führte die Versuchskost 32 g Eiweiß, 30 g Fett, 260 g Kohlehydrate und 1500 Kalorien zu.

Der Versuch reiht sich also hinsichtlich der Eiweißmenge in die bekannten Minimumversuche von Hindhede[1] und Kuratsune[2] ein. In der ersten Zeit (1937) war die Eiweißmenge mit 25 g erheblich unter dem, was auch bei jenen als Minimumpegel galt. Dementsprechend war der Grundumsatz etwa 20 % unter der Norm. Temperatur 36,2°, Puls 61, Körpergewicht um 63 kg, die Eiweißbilanz öfters leicht negativ (N-Zufuhr 4,10 g, N-Abgabe 4,53 g). Zellelemente des Blutes und Blutfarbstoffmenge fast normal (Hb: 88 %, Er: 4,65

Mill., Färbeindex 1, Leukozyten 4630, Gesamteiweiß des Blutes 7,18%, Albumin 4,40%, Globulin 2,76%, Albumin/Globulin-Quotient 1,67, Blutzucker 99 mg%).

Noch 1938, also während der ersten Versuchsperiode, normalisierte sich der Grundumsatz allmählich, 1937: –20%, 1938: –6,65%; 1940 stieg er sogar um 2,1% auf 61,67 Kal./ha. Eiweißbilanz kein nennenswertes Defizit mehr: praktisches Stickstoffgleichgewicht. Hämoglobingehalt stieg auf 87%, Erythrozyten auf 4,52 Mill., Leukozyten auf 5840. Phosphorgehalt des Blutes normal.

Zusammenfassung: *Trotz der 6½ Jahre andauernden Ernährung mit ca. 30–35 g Eiweiß im Tag erfuhren der Stoffwechsel im allgemeinen und die Blutzusammensetzung keine tiefgreifenden Veränderungen.* Dies hing, wie die Kuratsune-Versuche seither deutlich gemacht haben, aber auch schon Rhyn und Abelin annahmen, damit zusammen, daß rohe und schonend erhitzte Pflanzenkost bevorzugt wurde. «*Im Laufe dieser 6½ Jahre hat Forstingenieur Rhyn* (als Versuchsperson) *sein zweites Hochschulstudium als Mediziner absolviert und konnte nach der vorgeschriebenen Semesterzahl die ärztliche Staatsprüfung ablegen sowie seinen militärischen Pflichten als Offizier nachkommen. (Die Ehefrau von Herrn Rhyn ernährte sich dauernd in gleicher Weise und war ebenfalls gesund und leistungsfähig).*»

Der Versuch ist auch für die Einschätzung des Kalorienbedarfs von Bedeutung. Rhyn leistete das gesamte Medizinstudium, das bekanntlich geistig sehr, aber auch körperlich anspruchsvoll ist, sowie seine Militärdienstzeiten während des Krieges vollgültig, bei nur 1500 Kalorien im Tag, auf 70 kg Körpergewicht umgerechnet bei 1720 Kalorien, und blieb dabei im physiologischen Gleichgewicht, war also nicht unterernährt! Das reiht sich durchaus an die Ergebnisse von *Prof. Dr. med. C. D. de Langen* bei der Diabetiker-Nachsorge in Utrecht an. Wenn man bedenkt, daß es lange und weiterum heute noch als ausgemacht gilt, daß der Mensch 3000 Kalorien pro Tag und 70 kg KG nötig habe, um bei sitzender Lebensweise im Gleichgewicht zu bleiben, so ist es gewiß bemerkenswert, daß dieses Ergebnis mit beinahe der Hälfte erzielt wurde. Seit dem 2. Weltkrieg, der mit seiner Not zur Revision jener allgemeinen Auffassung zwang, wird in den Tabellen meist 2200 Kal. statt 3000 Kal. angegeben, ohne daß dies merklich ins Bewußtsein der Zeitgenossen eingedrungen wäre; aber auch gegenüber diesen 2200 Kal. bedeuten 1700 Kal. noch eine Reduktion um fast 30%, und diese Verminderung dürfte im wesentlichen als Auswirkung der frischkostreichen Vollwertqualität der Nahrung anzusprechen sein, als Ausdruck der Ökonomisierung des Stoff-

wechsels,wie sie durch eine Nahrung ermöglicht wird, die reich an sonnen-
lichtwertigen Energiepotentialen und in bezug auf die Korrelation von Nähr-
und Wirkstoffen in gutem Gleichgewicht ist.

Und noch etwas: *mit ca. 32 g fast rein pflanzlicher Eiweißzufuhr* (und 1500
Kal.) *leistete Rhyn den Endspurt für das medizinische Staatsexamen, leistete er
seinen anspruchsvollen Militärdienst als Offizier im 2. Weltkrieg* und dies unter
dem Streß täglicher Erwartung einer Invasion – wenn das nicht eine «*ständige
Alarmsituation*» darstellte und eine «*progressive Zerebralisation*» erforderte,
die nach Prof. Kühnau eine moderne Höhlenjägerkost (220 g vorwiegend
tierisches Eiweiß) notwendig mache, dann – können Nilpferde fliegen!

Sachregister

Abelin, Prof. I. 143 ff.
Adolph, Prof. William. H. 107 ff.
Alkohol (Vollkorn) 139
Alterskrankheiten (keine!) 17 f.
Angina pectoris 62
Anlage (frugivor oder omnivor) 133 f.
Armutswandel 118
Arteriotische Frühsymptome 136

Bataten 40 ff., 41, 47
Bantu 113 ff.
B_{12}-Vitamin 47
Bandscheibenschäden 115
Bluestone, Prof. E. M. 14
Blutverschlammung 142
Brauchle Prof. 60 ff.
Bundeswehr (Ernährung) 48

Carrel, Prof. Alexis 25, 51
China 102 ff.
Chittenden, Prof. 88 f., 93 ff.
Clark, Prof. Dean A. 13
Clostridium perfringens 42 f.
C-Vitamin-Synthese 114

Delore, Prof. Pierre 15
Diabetes (de Langen) 50,
  (Kötschau) 50

Eimer, Prof. K. (Sportstudenten) 84 ff.
Eisen (Bantu) 114
Eiweißbedarf (de Langen) 28 f., (Fasten-
  marsch 30 ff., (Reserven) 36, (Darm-
  synthese) 40 ff., 44 ff., (Java) 26 ff.,
  117 f., Sanders 116, (Japan) 83, (Mas-
  sai) 92, (Tarahumara) 67 ff., (Mexiko)
  67, (Papua) 40 ff., 44 ff., (Minimum)
  140 ff., (Sizilien) 140
Entropie-Gesetz 63
Eppinger, Prof. H. 52 ff.
Ernährungswissenschaft-Mangel 19 ff.
Ernährungsentartung (BDR) 66
Eskimos 126 ff.

Faserstoffe 45 f
Fasten(-marsch 1964) 30 ff., 38 f.

Fett (fast kein) 47, 117 f., (sehr viel) 126
Frugivore Anlage 133 f.

Geriatrie 17
Gesundheit (positive) 17 f., (-«wesen»)
  17, (Lebensordnung Carrel) 25, 51,
  («Fanatiker») 99, («Gesamtlebenslei-
  stung») 76
Goms 100 f.
Grote, Prof. 60

Harris, Prof. Rob. 67, 119 ff.
Hindhede 87 ff.
Hintze, Prof. K. 108
Hipsley, Prof. 40 ff.
Horder, Prof. 13
Hot Springs Konferenz 29
Höygaard (Eskimos) 126 ff.
Hungerkost (Fastenmarsch) 30 ff.,
  (Hungersyndrom) 41 f.,(Kuratsune 71 ff.

Java (de Langen) 26 ff., (v. Veen) 117 f.
Japan 83
Jersey 138 f.

Kalorienbedarf (de Langen) 28, 49, (Fa-
  stenmarsch) 30 ff., (Heilwert) 33, (Be-
  darfs-«Fächer») 49 f., (Chittenden)
  93 ff., (Rhyn-Abelin) 143 ff.
Kalzium (Bantu) 113, (Abelin-Rhyn)
  143 ff.
Katase, Prof. A. 96 ff., (Säure-Basen) 97,
  (Zucker) 97
Kaunitz, Prof. 52 ff.
Kikuyu 92
Kochsalzbedarf 29, 40
Kollath, Prof. 63 ff.
Kötschau, Prof. K. 50 f.
Kouchakoff 63 ff.
Krankenhaus (Staphylokokken) 16,
  (Kosten) 18, (MacLeod) 58, («Diät-
  kur») 81
Krankenkassen 95
Kuratsune 71 f.

Langen, Prof. C. D. de, 26 ff., (Diabetiker-Nachsorge) 49 f.

MacLeod (Krankenhäuser) 58
Massai 92
McCay, Prof. Clive 51, 76ff., (Silberberg) 80
McEvoy 122
Medizin(-Umkehr) 1948 13
Mexiko (Tarahumara) 67ff., (Harris) 67, 119ff.

Naturheilkunde (Geschichte) 59, (wiss. Prüfung) 59ff.
Neergaard, Prof. K. v. 15
Nieren 142
Nuance (v. Weizsäcker) 122

Ökonomie (Stoffwechsel) 58, 76ff., (Wiad) 82f., (Chittenden) 93ff., (China) 107ff., (Mexiko) 119ff., (Eskimo) 130f.
Oomen, Prof. 40ff., 44ff.

Papuas 40ff., 44ff.
Parodi 140
Permeabilität, gerichtete 53ff.
Portonico 140ff.
«Problem-Patient» 16

Rat der Arztweisen 13ff.
Rhesus-Gefahr 112
Rheumat. Arthritis 152

Rhyn, Dr. E. 143ff.
Rohkost (Eppinger) 55ff., (Herz) 57, (Nieren) 57, (Bluthochdruck) 57, (Leber) 57, (Kuratsune) 71, (Eimer) 84ff., (Rhesus) 112
Roques, Dr. von 71

Sigerist, Prof. Henry E. 13
Soldatenkost (BDR) 48
Sport (Tarahumara) 67ff., (Eimer) 84
Streß (Eskimos) 132

Tarahumara 67ff.
«Transmineralisation» 54

van Veen und Postmus (Java) 117ff.
Visscher, Prof. M. B. 78f.
Verdauungs(-Leukozytose) 63ff., (kritische Temperatur) 65, (-elastizität) 128
Vollkorn (schützt vor Alkohol) 139

Weaver, Prof. Warren 39
Weizsäcker, Prof. V. v. 122
Wikinger 123ff.
Williams, Prof. Roger J. 19ff.
Wissenschaft (Wegner) 39

Zivilisationskrankheiten (de Langen) 26ff., (Hot springs) 29

"Bircher-Benner Kochbuch"
Das führende Kochbuch für gesunde Ernährung

An Kochbüchern mangelt es ja wirklich nicht, und kaum eine Zeitschrift kann auf ihren Rezeptteil verzichten. So macht es geradezu neugierig, was sich hinter dem gerade neu aufgelegten Kochbuch aus dem Bircher-Benner Verlag verbirgt.

Zumal es querformatig handlich und relativ bescheiden auftritt. Der Titel lässt zwar vermuten, hier würden Varianten des berühmten „Bircher-Müeslis" gezeigt. Doch weit gefehlt. Hier kommt ein Arbeitsbuch für den täglichen Gebrauch, dem es nichts ausmacht, wenn sich bald Spuren des praktischen Einsatzes in der gesunden Küche zeigen. Mit vegetarischen Rezepten, die das Vorurteil ausräumen, dass gesunde, vegetabile Gerichte viel Arbeit und wenig Spaß machen.

Die klare und übersichtliche Gliederung der neun Kapitel verführt leicht dazu, sich gleich an die Zubereitung des einen oder anderen Gerichts zu machen. Doch es empfiehlt sich, das Vorwort von Dr. med. Andres Bircher zu lesen, in welchem mit manchen Ernährungsmythen und Halbwissen aufgeräumt wird. Dabei hebt Dr. Bircher keinesfalls den Zeigefinger, sondern legt unaufgeregt den Finger in die Wunden, die sich gerade in jüngster Zeit in puncto gesunder Ernährung aufgetan haben, und erklärt auf verständliche Weise Ernährungszusammenhänge der Vollwertkost auf der Basis der seit 110 Jahre bewährten Bircher-Benner-Methode.

Der Leserin und dem Leser wird wieder bewusst, dass Ernährung nicht nur satt und froh machen soll, sondern ganz wesentlich dazu beitragen kann, Gesundheit und Wohlbefinden zu fördern und zu erhalten. So wirkt Vollwertkost bekanntlich entzündungshemmend, entgiftend, steigert die Abwehrkräfte und gibt verlorene Energie zurück. Sie stabilisiert das vegetative System, das besonders sensibel auf Störungen im Säure-Basen-Gleichgewicht reagiert. Eine hochwertige, harmonische und naturbelassene Kost entlastet die Leber und aktiviert die Galle.

Bircher-Benner Verlag GmbH
160 Seiten, EUR 14,90
ISBN 978-3-87053-103-4

Bestell-Telefon: 06172 - 77 89 52

Dr. med. Klaus Mohr

Naturheilkunde für den Alltag

190 Seiten, zahlreiche Abbildungen,
€ 14,40

Dr. med. K. Mohr, Arzt, Apotheker und Autor zahlreicher medizinischer Fachliteratur, schreibt in diesem Buch – für jedermann leicht verständlich – über die zahlreichen Anwendungsmöglichkeiten der Naturheilkunde im häuslichen Bereich.

Neben den Möglichkeiten und Grenzen der naturheilkundlich orientierten Therapie beschäftigt sich das Buch hauptsächlich mit deren praktischen Anwendungen.

Dieses Buch sollte in keinem modernen Haushalt fehlen.

Es vermittelt grundlegendes Wissen über die wichtigsten Naturheilverfahren zur Selbsthilfe im Alltag.

Aus dem Inhalt u. a.:

* Die Therapien der Naturheilkunde
* Die Ordnung des Lebens
* Seelische Gesundheit
* Nach der Zerstreutheit:
  Wege zur Konzentration
* Psychoneuroimmunologie:
  der Dialog zwischen Seele, Gehirn
  und Immunsystem
* Heilende Maßnahmen mit Wärme
  und Kälte
* Therapie mit Heilpflanzen
* Die Nahrung des Menschen
* Spurenelemente
* Magnesium: Schutzfaktor
  für das Herz
* Fieber
* Immunstimulierende Mittel
  richtig anwenden

* Einige Erkrankungen
  des Verdauungssystems
* Ungesättigte Fettsäuren können
  zur Blutdrucksenkung beitragen
* Venenleiden
* Die Frühjahrskur
* Darmschleimhaut und
  Immunsystem
* Ernährung und Osteoporose
* Infarktverhütung
* Die Wirbelsäule und die
  Bandscheiben
* Milchsäure:
  wichtiger Wächter der Gesundheit
* Säuren und Basen im Stoffwechsel –
  ihre Wirkungen auf die elementare
  Gesundheit
* Heuschnupfen, Schnupfen und
  Nasennebenhöhlenentzündungen:
  eine einfache naturgemäße Hilfe

Höpping & Schwabe Buchversand
Bad Homburg v.d.H.

Bestell-Telefon: 06172 - 77 89 72